Management von implantierbaren Portkatheter-systemen

UNI-MED Verlag AG
Bremen - London - Boston

Masin, Markus:
Management von implantierbaren Portkathetersystemen/Markus Masin.-
2. Auflage - Bremen: UNI-MED, 2017

© 2017   by UNI-MED Verlag AG, D-28323 Bremen,
               International Medical Publishers (London, Boston)
               Internet: www.uni-med.de, e-mail: info@uni-med.de

Printed in Germany

Die Erkenntnisse der Medizin unterliegen einem ständigen Wandel durch Forschung und klinische Erfahrungen. Die Autoren dieses Werkes haben große Sorgfalt darauf verwendet, daß die gemachten Angaben dem derzeitigen Wissensstand entsprechen. Das entbindet den Benutzer aber nicht von der Verpflichtung, seine Diagnostik und Therapie in eigener Verantwortung zu bestimmen.

Geschützte Warennamen (Warenzeichen) werden nicht besonders kenntlich gemacht. Aus dem Fehlen eines solchen Hinweises kann also nicht geschlossen werden, daß es sich um einen freien Warennamen handele.

UNI-MED. Die beste Medizin.

In der Reihe UNI-MED SCIENCE werden aktuelle Forschungsergebnisse zur Diagnostik und Therapie wichtiger Erkrankungen "state of the art" dargestellt. Die Publikationen zeichnen sich durch höchste wissenschaftliche Kompetenz und anspruchsvolle Präsentation aus. Die Autoren sind Meinungsbildner auf ihren Fachgebieten.

Vorwort

Portkathetersysteme haben sich in den letzten 20 Jahren zur Behandlung von unterschiedlichen Erkrankungen zur Verabreichung von Arzneimitteln durchgesetzt. Selbsverständlich sollten Patienten von den Anwendern erwarten dürfen, dass diese mit den Kathetersystemen so umgehen, dass ein möglichst hoher Schutz vor Komplikationen gewährleistet ist. Ich war von 1995-2014 an der Universitätsklinik in Münster tätig, wo ich unter anderem einen sehr strengen Umgangsstandard in Zusammenarbeit mit Experten aus anderen Fachbereichen erarbeitet und etabliert habe. Diesen Forschungsbereich führe ich nun an der Universität UMIT als assoziierter Forscher fort.

Viele Jahre habe ich bundesweit Schulungen, Seminare und Portzertifizierungen für Medizinisches Fachpersonal durchgeführt. Der Wunsch nach einer verständlichen Übersicht zum Portkatheter wurde sowohl von Ärzten als auch medizinischem Hilfspersonal geäußert. Die 2. Auflage des Buches soll erneut dazu beitragen, diesen Wunsch zu befriedigen. Erneut möchte ich an dieser Stelle meinen ganz besonderen Dank dem UNI-MED Verlag aussprechen, welcher die Erstellung des Werkes vorangetrieben hat und mir stets wohlwollend und tatkräftig zur Seite stand.

Münster, im Juli 2017   *Markus Masin*

Autoren

Herausgeber:

Prof. Dr. Markus Masin
Ass. Forschung
UMIT - Private Universität
Eduard-Wallnöfer-Zentrum 1
A-6060 Hall in Tirol

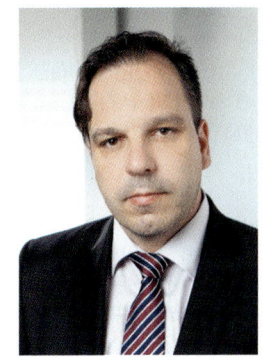

Autoren:

Viviane Heick
B.Sc. Clinical Nutrition
Prof. Dr. Markus Masin
Assoz. Forschungsgruppe
UMIT - Private Universität
Eduard-Wallnöfer-Zentrum 1
A-6060 Hall in Tirol

Kap. 4.8.3, 7.

Nicola Hilbers
Hygienefachkraft
Institut für Hygiene
Universitätsklinikum Münster
Robert-Koch-Str. 41
48149 Münster

Kap. 4.

Priv.-Doz. Dr. med. Dr. PH Frank Kipp
Chefarzt Institut für Hygiene
DRK Kliniken Berlin
Spandauer Damm 130
14050 Berlin

Kap. 4.

Prof. Dr. Markus Masin
Ass. Forschung
UMIT - Private Universität
Eduard-Wallnöfer-Zentrum 1
A-6060 Hall in Tirol

Kap. 1., 2., 3., 4.

Prof. Dr. med. Daniel Palmes
Klinik für Allgemein- und Viszeralchirurgie
Universitätsklinikum Münster
Albert-Schweitzer-Campus 1, Gebäude W1
48149 Münster

Kap. 3.1.-3.3.

Marianne Stübbe
Qualitätsmanagement
St. Antonius-Hospital Gronau GmbH
Möllenweg 22
48599 Gronau

Kap. 4.

Inhaltsverzeichnis

Geschichte des Portkatheters

1. Geschichte des Portkatheters

 Einführung

Die intravenöse Therapie sowie die Infusions- und Transfusionstherapie gehören zu den Standardprozeduren der heutigen Medizin. In den letzten Jahrzehnten veränderten sich dabei die Indikationen und Techniken für venöse beziehungsweise arterielle Zugänge in kurzer Zeit mit großem Erfolg.

Dieses Kapitel soll dem Leser einen Einblick in die historischen Fortschritte venöser und arterieller Zugangswege erlauben und eine Übersicht zu der Entwicklung des Portkatheters darlegen.

Mit dem Arzt und Anatom William Harwey und seinem Buch „Exercitatio anatomica de motu cordis et sanguinis in animalibus" (1928) wurde ein Meilenstein der modernen Physiologie gelegt. Vor seiner Zeit gab es kontroverse Debatten über den Blutkreislauf. Harwey war damals ein Schüler Girolamo Fabrizi d'Acquapendentes an der renommierten italienischen Universität in Padua. Anfänglich beschrieb Fabricius die Venenklappe, konnte jedoch deren Funktionsweise nicht bestimmen. Erst Harwey war es, welcher um 1616 die Blutkreislaufphysiologie entdeckte (Shackleford 2003, Keynes 1978). Danach dauerte es mehr als 300 Jahre, bis der erste Polyethylenkatheter für die intravenöse Infusionsgabe über ein Nadellumen vorgestellt wurde (Zimmermann 1945). Viele weitere Entwicklungen waren nötig, bis überhaupt der Einsatz von Kathetern für Infusionsgaben zur Standardbehandlung beim Menschen wurde. Durch die Verwendung von peripheren, später auch von zentralvenösen Venenverweilkathetern verminderte sich schließlich auch die Punktionsrate, dennoch blieb die Versorgung von Langzeiterkrankten problematisch (Dudrick et al. 2006).

Die längere Verweildauer des Katheters erhöhte die Gefahr für Infektionen und häufige Katheterdislokalisationen führten zu Verletzungen. Neue Techniken waren gefragt, die schließlich auch die Grundlagen für die Entwicklung des Portkatheters bildeten. Broviac et al. entwickelten im Jahre 1973 einen Silikongummi-Katheter, den sie mit einer Dacronmuffe ausstatteten und über die Vena jugularis bis zum rechten Vorhof schoben. Der wesentliche Fortschritt lag in der subkutanen Tunnelung nach perkutaner Insertion. Der Katheter kommt dabei auf der vorderen Thoraxseite zu liegen, wobei das Dacron-Gewebe noch im subkutanen Abschnitt den Katheter umschließt und durch Bindegewebe durchwachsen wird. Diese Methode fixiert nicht nur den Katheter, sondern bildet ebenso eine wirkungsvolle Keimbarriere. Es bot sich eine der ersten Möglichkeiten eines zentralvenösen Langzeitkatheters, da durch diese Technik die Infektionsrate verringert werden konnte. Broviac et al. wollten insbesondere Patienten mit Darmversagen die Gelegenheit einer parenteralen Ernährung geben. Geprüft wurde der Katheter in einer Studie mit 18 Patienten, von denen neun Infusionen über den Katheter im Krankenhaus erhielten. Die anderen neun Patienten wurden im Umgang mit der Katheterhandhabung geschult, damit sie die parenterale Ernährungstherapie zu Hause anwenden konnten (Broviac et al. 1973).

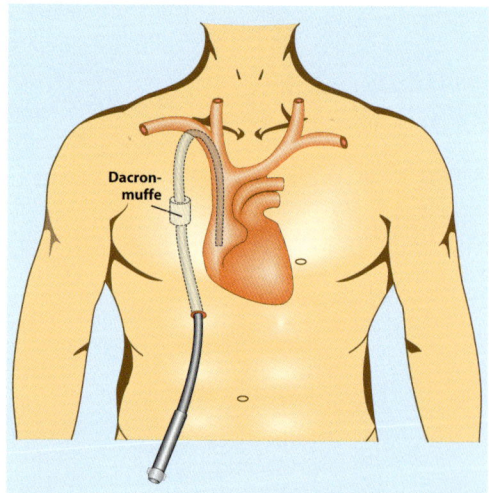

Abb. 1.1: Silikonkatheter (nach Broviac et al. 1973).

Mit einem Innendurchmesser von 0,22 mm war der Broviac et al.-Katheter sehr schmal, womit zwar die Infundierung von Flüssigkeiten gelang, jedoch noch keine Blutabnahme möglich war, ohne ein Blockieren des Katheters zu riskieren. Diese Problematik zeigte sich insbesondere bei Patienten, welche sich einer Knochenmarktransplantation unterzogen, da das Therapieverfahren sehr umfangreich ist. Die Standardbehandlungen wie

Chemotherapie, Flüssigkeits- und Elektrolytinfusionen, Antibiotikaverabreichungen, Thrombozyten- und Granulozytentransfusionen sowie die Gabe von Hyperalimentationslösungen strapazieren die Venen und lassen kaum oder sogar keine Möglichkeiten für neue venöse Zugänge. Um einen gesteigerten Infusionsfluss zu ermöglichen, modifizierten Hickman et al. den Broviac-Katheter, indem sie ihm ein größeres Lumen von 0,32 mm gaben und die Katheterwand breiter werden ließen. Zusätzlich wurde eine weitere Dacronmuffe am extravasalen Segment im subkutanen Tunnel angebracht. Die eine Muffe befindet sich in der Nähe der Austrittsstelle aus der Vene und die andere kurz vor dem Katheteraustritt aus der Tunnelierung, um Dislokalisationen und Infektionen weiter zu minimieren (Hickman, Buckner, Clift et al. 1979). Mit dem Hickman-Katheter

stieg auch die Anzahl der Katheterverweiltage und auch die Infektionsrate konnte weiter gesenkt werden. Für die ambulante heimparenterale Ernährung wurde anschließend ein doppellumiger Katheter entwickelt, über welchen nun auch die Gabe der Chemotherapie möglich wurde. Eine dreilumige Version des Katheters erlaubte dann eine gleichzeitige Blutentnahme neben der Infusionsgabe (Dudrick 2006).

Trotzdem birgt auch der Hickman-Katheter weiterhin komplikationsbedingte Nachteile wie Thrombose-, Infektions- und Sepsisgefahr. Die hygienische Pflege von zentralen Venenkathetern ist sehr anspruchsvoll und eignet sich daher auch nur bedingt zur ambulanten Behandlung. Da die Haut als wichtigste körpereigene Schutzbarriere durchbrochen ist, verbleibt ein erhöhtes Infektionsrisiko. Darüber hinaus tragen die extern lie-

Jahr	Medizinischer Beitrag	Forscher
1973	Silikon-Gummi-Katheter mit Dacronmuffe (fixiert durch Verwachsung mit Gewebe) und subkutan getunnelt, um auf der vorderen Thoraxseite auszutreten. Entwickelt für die Einführung in die Vena cava zur Infusionsverabreichung. Patienten wurden im Umgang mit der Katheterhandhabung geschult, damit sie die HPE-Therapie anwenden konnten.	Broviac, Cole, Scribner
1974	Ersatz von Subclavia-Kathetern ohne Venenpunktion mit Seldinger-J-Form-Technik.	Blewett, Ross, Kyger, Patterson
1979	Modifizierung des Broviac-Katheters durch Erhöhung der Wandstärke und des Lumendurchmessers. Doppellumiger Silikon-Gummi-Katheter mit Dacron-Manschette für die ambulante PE zu Hause und die Chemotherapie entwickelt. Verwendung einer dreilumigen Version, um zusätzlich zur Infusionsgabe auch die Blutentnahme zu ermöglichen.	Hickman, Buckner, Clift, Sanders, Stewart, Thomas
1982	Perkutan platziertes Verfahren zum Einsetzen zentralvenös implantierter Katheter. Vereinfacht durch die Verwendung einer gespaltenen Kanülenummantelung als Einführungsvorrichtung.	Annest, Ryan, Gauderer, Stellato, Izant
1982	Einführung von implantierbaren Injektionskammern (Ports)/zentralvenösen Langzeitkathetern (ZVK), welche chirurgisch in subkutane Taschen implantiert werden. Speziell geschliffene Portnadeln (Huber) verhindern die Abnutzung der Silikonschicht des Portkatheters. Wesentlicher Vorteil dieses Systems ist, dass es ohne eine äußerliche Vorrichtung auskommt und damit auch die Selbstpflege erleichtert wird. Kurze Zeit später wurden bereits Ports entwickelt, die mit mehrlumigen Kathetern verbunden werden konnten.	Niederhuber, Ensminger, Gyves, Liepman, Doan, Cozzi

Tab. 1.1: Historische Zeittafel bis zur Entwicklung des Portkatheters.

genden Katheterbestandteile immer noch zu einem erhöhten Risiko für Verletzungen durch Katheterdislokalisation, Blutungen oder Luftembolien bei. Insgesamt wird der Katheter als sehr störend empfunden und ist nicht geeignet, um Baden oder Schwimmen zu gehen. Diese Nachteile führen insgesamt zu einer eingeschränkten Lebensqualität (Wenke & Markewitz 1990).

 Portkatheter

Um die Nachteile dieser Katheter zu umgehen, wurde bald darauf ein neues artverwandtes System entwickelt, welches dauerhaft in eine subkutane Tasche implantiert wird und daher ein geschlossenes System nach außen darstellt. Dabei handelt es sich um ein kegelstumpfförmiges Gehäuse mit Innenkammer, die mit einer Silikonmembrane (Septum) in der Deckkreisfläche versehen und damit auch abgedichtet ist. Es wird ähnlich einem Herzschrittmacher komplett unter die Haut implantiert und so mit dem Gewebe verankert, dass das Septum zur Hautoberfläche hin orientiert bleibt. Ein bei der Implantation an das Gehäuse (Port) dauerhaft anschließbarer und dann mit der Kammer verbundener Schlauch (Katheter) wird in ein nach Indikation ausgewähltes Gefäß eingeführt. Mit speziellen Portkanülen werden für eine über den Port durchzuführende Anwendung die über dem Septum liegende Haut und das Septum selbst durchstochen, so dass die Kanülenöffnung in der Kammer zu liegen kommt. Danach kann eine Infusion (oder Aspiration) über den Port-Katheter erfolgen.

Die Portkanülen sind so geformt, dass an deren Spitze im Prinzip nur eine seitwärts gerichtete Öffnung vorhanden ist, so dass bei einer Punktion ein Ausstanzen von Partikeln aus dem Septum und damit eine Zerstörung der Membrane verhindert wird. Es entsteht beim Stich lediglich ein Stichkanal, der nach Entfernung der Portkanüle, infolge der Einbettung des Septums mit hoher Kompression in das Gehäuse bei der Herstellung, die Innenkammer zuverlässig dicht bleibt. Dies auch nach multiplen Einstichen für Portanwendungen im zeitlichen Verlauf.

Die Dichtigkeit des Port-Septums ist auch bei einer Punktionshäufigkeit von bis zu 2000 mal gewährleistet (Niederhuber, Ensminger, Gyves et al. 1982).

In den folgenden Jahren wurde der Einsatz von Portkathetern nicht nur für die heimparenterale Ernährung, sondern auch für die Versorgung von Kindern optimiert. Heutige technische Innovationen beschäftigen sich vor allem mit der Verbesserung der Sicherheit, Zuverlässigkeit und der möglichst kostengünstigen Nutzung. Katheter zur noch längeren Verweildauer und der weiteren Verminderung von Thrombosen sind derzeit in der Entwicklung. Die Steigerung der uneingeschränkten Mobilität und der damit verbundenen Lebensqualität von Patienten ist ein immer wichtiger werdendes Kriterium.

Literatur

Blewett JH Jr, Kyger ER III, Patterson LT (1974) Subclavian vein catheter replacement without venipuncture. Arch Surg.;108:241

Broviac JW, Cole JJ, ScribnerBH (1973).Asilicone rubber atrial catheter for prolonged parenteral alimentation. Surgery, Gynecology and Obstetrics; 136: 602–606

Dudrick, SJ (2006). History of vascular access. Journal of Parenteral and Enteral Nutrition; 30(1, Suppl.) S47–S56

Harvey W (1628) Exercitatio Anatomica de Motu Cordis et Sanguinus in Animalbus. Francofurti: Guilielmi Fitzeri

Hickman RO, Buckner CD, Clift RA, Sanders JE, Stewart P, Thomas ED (1979) A modified right atrial catheter for access to the venous system in marrow transplant recipients. Surg Gynecol Obstet.;148: 871–875

John H. Blewett, Jr., E. Ross Kyger III, Lewis T. Patterson (1974) Subclavian vein catheter replacement without venipuncture. Arch Surg;108: 241

Keynes G (1978) The Life of William Harvey. Oxford, The Clarendon Press

Niederhuber JE, Ensminger W, Gyves JW, Liepman M, Doan K, Cozzi E (1982) Totally implanted venous and arterial access system to replace external catheters in cancer treatment. Surgery. 92:706–712

Shackleford J. (2003) William Harvey and the Mechanics of Heart. New York, Oxford University Press

Wenke K & Markewitz A (1990) Vollständig implantierbare Kathetersysteme. Fortschr Med.; 108: 276-279

Zimmermann B. (1945) Intravenous tubing for parenteral therapy. Science.; 101: 567–568

Aufbau und Material des Portkatheter-Systems

2. Aufbau und Material des Portkatheter-Systems

Die heute verwendeten Portkatheter-Systeme (Sit-implant-Port®, Intraport®, Port-A-Cath®) entsprechen immer noch im Wesentlichen seiner ersten Beschreibung nach Niederhuber et al. (1982). Ein Portkatheter-System wird subkutan implantiert, wodurch es mit Hilfe der Hautbarriere ein geschlossenes System darstellt. Es besteht aus einer Injektions- bzw. Punktionskammer und einem elastischen Katheter. An der oberen zur Hautoberfläche zugewandten Seite der Kammer befindet sich die zwangsdichtende Silikonmembran (☞ Abb. 2.1).

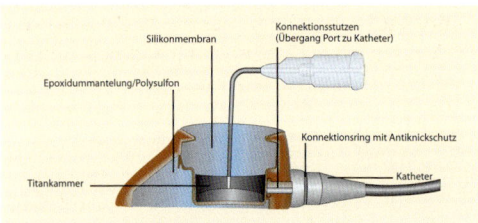

Abb. 2.1: Der Aufbau eines Portkatheter-Systems (nach Wagner 2010).

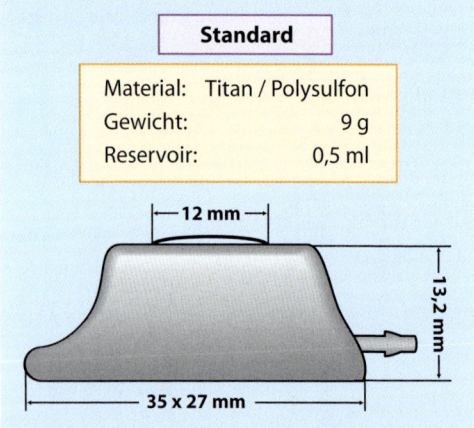

Abb. 2.2: Standardmaße eines venösen Portkatheters (nach Braun 2011).

Das 2-3,5 cm große äußere Gerüst des **Portkörpers** besteht entweder aus latexfreiem, biokompatiblem Epoxidharz, Methylbutadienstyren oder aus Polysulfon und ist somit auch CE-zertifiziert (☞ Abb. 2.3). An den äußeren Rändern des Gehäuses befinden sich kleine Ösen mit denen sich der Port am

Gewebe mit Hilfe von Nähten fixieren lässt. Dabei besitzt der gesamte Port für Erwachsene mit durchschnittlich 8 bis 10 g ein sehr geringes Gewicht (☞ Abb. 2.2). Mit seiner abgerundeten, ovalen Form lässt sich der Port leichter in die Porttasche einführen und erlaubt später auch die problemlose Palpation (Braun 2005). Die Portkammervarianten auf dem Markt umfassen ein Volumen von 0,15 bis 1,0 ml und bestehen meist aus mechanisch widerstandsfähigem Titan, welches beim Punktieren des Ports nicht durchstochen oder angeraut werden kann. Zudem ist Titan ein chemisch reaktionsträges Element, womit die Kammer gegen radikale Substanzen geschützt ist. Die Portkammer kann darüber hinaus auch aus Kunststoff oder Keramik bestehen (z.B. Polysulfon-Port: Implantofix). Das Kunststoffmaterial hat zum einen den Vorteil, dass es leichter ist, zum anderen den Nachteil, dass der Portboden aber auch nicht resistent gegen Beschädigungen durch die Portnadel ist. Ein weiterer Vorteil ergibt sich daraus, dass die Bildgebung mit Kunststoffports einwandfrei ist. Obwohl heutzutage alle Portkatheter mit der Magnetresonanztomographie kompatibel sind, entstehen bei metallischen Portkathetern materialphysikalisch unvermeidbare Bildartefakte (Herrmann et al. 1999, Lenhart et al. 2010). Abgedichtet wird die Portkammer durch eine **Silikonmembran**. Die Membran wird auch als Septum bezeichnet und kann je nach Hersteller von unterschiedlicher Stärke und Wölbung sein. Für den Zugang der Portkammer muss die Membran perkutan punktiert werden. Dieser Umstand stellt den begrenzenden Faktor für die Haltbarkeit durch die nicht auf Dauer gewährleistete Dichtigkeit der Portmembran dar. Obgleich die Anstechhäufigkeit je nach Literatur zwischen 1000 und 3000 mal variiert, kann diese Haltbarkeit nur durch den ausschließlichen Gebrauch von speziell geschliffenen Nadeln, dem sogenannten **Huberschliff** oder auch Löffelschliff, gewährleistet werden (Koch 2002, Baxter 2003, Haindl 1988, Haindl 1989). Die Besonderheit liegt in der von der Nadelspitze zur Seite verlagerten Öffnung, welche das stanzlose Punktieren der Silikonmembran erlaubt (☞ Abb. 2.3). So kann sich nach jedem Einstich der Stichkanal wieder schließen und es gelangen keine ausgestanzten Silikonpartikel in das Blutgefäßsystem. Um eine hygienische Handhabung zu gewährleisten und ein Abstumpfen der Port-Kanüle zu vermeiden, sollte die Nadel alle 3 bis 7 Tage gewechselt werden. Im Rahmen der Bolusapplikation werden Kanülen in gerader und rechtwinkliger gebogener Form verwendet. Für die Langzeitinfusion werden spezielle Kanülen mit integrierter Schlauchverlängerung eingesetzt. Portnadeln sind in verschiedenen Längen und Außendurchmessern erhältlich. Dabei ist darauf zu achten, dass der jeweils für die entsprechende Therapie kleinstmögliche Außendurchmesser verwendet wird. Die Länge richtet sich nach der Portlage (Brandstätter 2002).

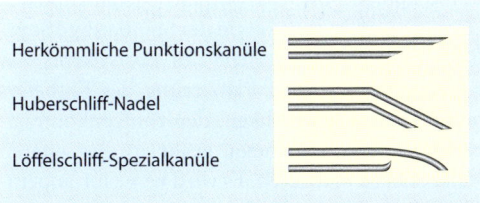

Abb. 2.3: Portnadeln im Vergleich zur herkömmlichen Kanülart.

Der **Katheter** selbst lässt sich über ein seitliches Anschlussröhrchen einfach und zuverlässig intraoperativ mit dem Port konnektieren. Der Katheter wird hierfür über den Konnektionsstutzen geschoben und mit Hilfe des Antiknickschutz-Konnektionsrings mit dem Port verbunden. Die zweigeteilten Komponenten, Port und Katheter, lassen sich auf diese Weise in verschiedenen Variationen und mit unterschiedlichen Katheterlängen kombinieren und erlauben die Anpassung auf die individuellen Gegebenheiten. Genauso wie die Portkammer kann auch hier der Katheter aus unterschiedlichen Materialien bestehen und richtet sich für gewöhnlich nach der Therapieart, der Zufuhr von niedrig oder hochviskösen Flüssigkeiten und dem Durchmesser des zu punktierenden Gefäßes (V. basilica oder V. subclavia). Je nach Bedarf liegt die Wahl meist zwischen einem strahlenundurchlässigem Polyurethan- oder Silikonkatheter, aber auch Polyvinylchlorid- oder Polyethylenkatheter sind erhältlich. Dabei weisen die letzten beiden eine deutlich höhere Thrombogenität und höhere Inzidenzrate für Thrombophlebititen auf (Pottecher et al. 1984, Lersch et al. 1999). Polyurethan und Si-

likon sind weitaus biokompatibler und verträglicher, somit geben sie dem Katheter zusätzlich bessere mechanische Eigenschaften, wie eine höhere Steifigkeit. Diese ist entscheidend, da die Insertion erleichtert wird und es später zudem seltener zu sekundären Katheterdislokalisationen kommt (Herrmann et al. 1999, Lenhart et al. 2010, Lersch et al. 1999). Silikon wird darüber hinaus wegen der verbesserten Elastizität und seiner Oberflächeneigenschaften eingesetzt. Nachteil ist hierbei, das Silikon eine deutlich höhere Wandstärke benötigt, um die Steifheit des Polyethans zu erreichen (Lenhart et al. 2010). Polyethan verfügt über hohe Zug- und Scherfestigkeit, wie auch eine gute Druckbeständigkeit (Braun 2005).

Die Wahl des geeigneten **Portsystems** kann einige Komplikationen (z.B. die der Hautnekrosen) vermeiden, um jedem Patienten die optimale Versorgung zu bieten. Wurde der Portkatheter implantiert, kann er bei sachgemäßer Handhabung und guter Pflege bis zu fünf Jahre und länger im Körper verweilen. Die Entscheidung für das jeweilige Port-System hängt vorwiegend von der Indikation und den anatomischen Gegebenheiten des Patienten ab. Je nachdem welche Operationen oder medizinischen Behandlungen bereits erfolgt sind, können sich beispielsweise körperliche Veränderungen ergeben (Lucey et al. 1999). Zur Feststellung solcher Variationen ist es erforderlich im Vorhinein die zentralen Venen mit Hilfe einer Sonographie oder gegebenenfalls Phlebographie genauestens zu untersuchen (Giacomini et al. 2006, Wagner et al. 2003, Karakitsos et al. 2006, Denys 1993, Martin et al. 2004).

Bei der anschließenden Auswahl des Portkatheter-Systems bestehen die Unterschiede vorrangig in:

▶ der Portgehäusegröße

▶ dem Material der Portkammer

▶ der Wölbungsstärke der Silikonmembran

▶ der Länge und Beschaffenheit des Katheters

Bei Patienten, die untergewichtig oder kachektisch sind und somit nur über ein sehr geringes subkutanes Fettgewebe verfügen, werden vorzugsweise Ports mit einem besonders **niedrigen Profil** verwendet, um das Risiko für Ulzerationen möglichst gering zu halten. Ports mit einem besonders **hohen Profil** sind hingegen besonders geeignet für adipöse Patienten, da auf Grund des besonders hohen

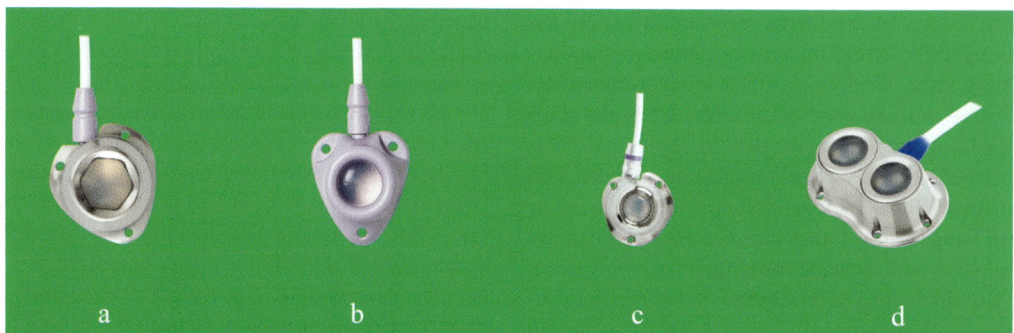

Abb. 2.4: Portsysteme von links nach rechts: Titan (a), Kunststoff/Silikon (b), Niedrigprofil (c), und Doppelkammer-Port-System (d).

Fettgewebeanteils die Lokalisationsfähigkeit und somit die Punktionssicherheit vermindert ist (Teichgräber et al. 2011).

Für die gleichzeitige Behandlung von zwei inkompatiblen Substanzen, wie der parenteraler Ernährung sowie chemotherapeutischen Substanzen, sind **Doppelkammerportsysteme** erhältlich (☞ Abb. 2.4). Das ermöglicht auch die parallele Dauerinfusionsgabe und Bolusinjektion. Hochdruckportsysteme erlauben Bildgebungsverfahren mit der Computertomographie und erfordern zudem, dass die neusten Portsysteme sich ebenfalls mit Kontrastmittel anwenden lassen. Insbesondere für onkologische Patienten müssen sich für die Stadienbestimmungen und für Verlaufsuntersuchungen diese Erfordernisse erfüllen lassen (Haeder et al. 2013).

Weiter existiert eine Vielzahl an Spezialports:

Der **arterielle Port** dient zur lokalen und regionalen Chemotherapie insbesondere bei Lebertumoren. Seine Größe entspricht dabei der Standardgröße von venösen Portkatheter-Systemen (☞ Abb. 2.2). Je nach Hersteller besteht der Port aus strapazierfähigem Titan mit einem Epoxidgehäuse oder aber auch ausschließlich aus z.B. Polysulfon oder Polymethylen. Implantiert wird der arterielle Port meistens im präthorakalen Bereich, während der Katheter selbst in die A. gastroduodenalis eingeführt und bis zur A. hepatica vorgeschoben wird. Am Ende des Silikonkatheters befinden sich drei Retentionswülste, mit denen sich der Katheter sicher in der Arterie platzieren lässt (pfm medical 2011, Braun 2011, Braun 2005).

Bei dem Portkatheter-System zur intraatrialen **EKG-unterstützenden Platzierung** des Katheters besteht das Material wie auch bei den anderen Portsystemen oft aus einem Titan-/Epoxid-Gemisch und ist ebenfalls in der Standardgröße erhältlich. Die Besonderheit des Portsystems zur EKG-unterstützenden Platzierung des Katheters besteht in der Möglichkeit, den röntgenkontrastgebenden Silikonkatheter exakt in der oberen Vena cava zu platzieren. Es wird keine intraoperative Röntgenkontrolle benötigt, wodurch nicht nur das Operationspersonal gesundheitlich geschont, sondern darüber hinaus der Kosten-/Zeitfaktor erheblich gesenkt wird. Stattdessen wird die Lage des Katheters mit der P-Wellen-Technik bestimmt. Hierzu werden der Katheter und der Führungsdraht bis zur maximalen Erhöhung der P-Welle vorgeschoben, danach erfolgt das Rückziehen des Katheters und Führungsdrahts bis sich die P-Welle wieder normalisiert hat (Braun 2005).

Die **peritonealen Ports** dienen dem wiederholten Zugang zur Cavitas peritonealis zur Gewährleistung der lokalen medikamentösen Behandlung, wie z.B. für die Chemotherapie bei Peritonealmetastasen und auf das Peritoneum übergreifende Ovarialkarzinome. Entsprechend der o.g. Portsysteme kann dieser Port ebenfalls aus einem Epoxid-Gemisch bestehen und ist in der Standardgröße erhältlich. Besonderheit hier ist, dass die Wandstärke mit beispielsweise 1,1 mm oftmals höher ist und so für eine hohe Festigkeit gegen Druckeinflüsse sorgen kann. Das Portsystem wird im präthorakalen Bereich eingesetzt und der Katheter an die gewünschte Stelle in der Bauchhöhle manövriert.

Der **intraspinale oder auch epidurale Port** ist für die Langzeitbehandlung von massiven Tumorschmerzen und chronischen Schmerzen entwickelt worden. Der sehr leichte (ca. 6 g) Polysulfonkatheter wird hierfür in den präthorakalen Bereich eingesetzt und subkutan zum Ort der Implantation geführt. Zugegriffen wird dabei auf die spinalen oder epiduralen Zugangswege immer dann, wenn auf die anderen oralen, intramuskulären oder auch intravenösen Zugangswege nicht mehr zugegriffen werden kann. Zusätzlich kann der Port zur Behandlung von schweren oder therapieresistenten Paraspastiken eingesetzt werden (Braun 2011).

Brachiale Portkatheter-Systeme kombinieren die Vorteile der peripheren Katheter und der implantierten Ports. Es sind neben den Babyportkathetern die kleinsten und leichtesten erhältlichen Ports, trotz des massiven Materialgemischs aus Titan und Epoxid (☞ Abb. 2.4). Das brachiale Portkatheter-System kann vollständig im Unterarm peripher-venös implantiert werden.

Baby-Portkatheter-Systeme sind zur Implantation bei pädiatrischen Patienten gedacht. Sie entsprechen weitestgehend dem Umfang und Aufbau von brachialen Portkathetern und sind somit sehr klein und leicht (☞ Abb. 2.5; Braun 2011). Bei Kleinkindern und Säuglingen ist es oftmals sehr schwierig ein geeignetes zuführendes Gefäß für die Portimplantation zu finden, doch durch die geringe Abmessung des Portkörpers wird das Einsetzen wesentlich erleichtert. Der venöse Zugang für die Behandlung mit Chemotherapie, die Antibiotikatherapie, die parenterale Ernährung und die Blutentnahme wird somit auch pädiatrischen Patienten ermöglicht (Braun 2005).

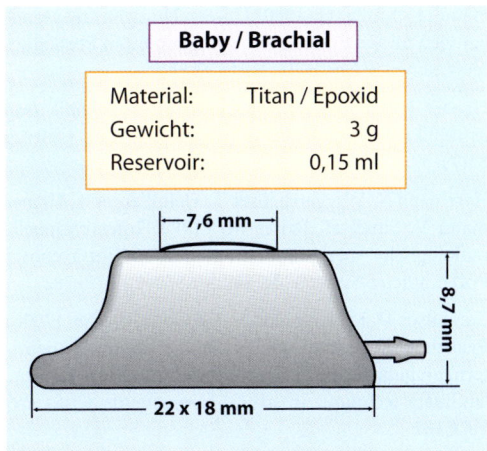

Abb. 2.5: Baby- und brachiale Portkatheter-Systeme.

Im Laufe der Jahre hat sich ein weites Spektrum von Portkathetern auf dem Markt entwickelt, welches nicht nur nach der jeweiligen Indikation und den individuellen anatomischen Voraussetzungen variiert, sondern zusätzlich auch von Hersteller zu Hersteller. Mit den kommenden Jahren wird die Forschung weitere innovative venöse und arterielle Zugangsmöglichkeiten entwickeln und in diesem Maße für eine qualitativ noch bessere Versorgung und Lebensqualität der Patienten sorgen.

Literatur

Baxter Deutschland GmbH (2003) Leitfaden Portpflege. Baxter Deutschland GmbH

Michaela Brandstätter (2002): Parenterale Ernährung. Indikationen, Techniken, Organisation. Urban & Fischer bei Elsevier, München

Braun Melsungen AG OPM (2005) Celsite® Portkatheter-Systeme

Braun Melsungen AG OPM (2011) Celsite, Surecan, Cytocan. Portkatheter-Systeme, Zubehör und Spezialschliffkanülen.

Denys BG, Uretsky BF, Reddy PS (1993) Ultrasound-assisted cannulation of the internal jugular vein. A prospective comparison to the external landmark-guided technique. Circulation; 87: 1557–62

Giacomini M, Iapichino G, Armani S, Cozzolino M, Brancaccio D, Gallieni M (2006) How to avoid and manage a pneumothorax. J Vasc Access; 7: 7–14

Haindl H, Müller H (1988) Eine atraumatische Nadel für die Punktion von Ports und Pumpen. Klin Wochenschr 66; 1005-1009

Haindl H, Müller H (1989) Untersuchungen an Spezial-
kanülen für die Punktion von implantierten Portkathe-
tersystemen. Biomed-Tech 34; 79-84

Haeder L & Jähne J (2013) Indikation, Technik und
Komplikationen der Portimplantation. Der Chirurg
84(7): 572–579

Herrmann K, Waggershauser T, Helmberger T, Heine-
mann V, Sittek H, Reiser M. (1999) Interventionell-
radiologische perkutane Implantation intravenöser
Port-Katheter-Systeme. Radiologe.; 39(9): 777–782

Karakitsos D, Labropoulos N, De Groot E, et al. (2006)
Real-time ultrasound-guided catheterisation of the internal jugular vein: a prospective comparison with the
landmark technique in critical care patients. Crit Care;
10: R162

Koch H (2002) Was ist ein Port? Ratgeber für Patienten.
Smiths Medical Deutschland GmbH

Lenhart M, Schätzler S, Manke C, Strotzer M, Seitz J,
Gmeinwieser J, et al. (2010) Radiological placement of
peripheral central venous access ports at the forearm.
Technical results and long term outcome in 391 patients.
RöFo.; 182(1):20–8.

Lersch C, Paschalidis M, Theiss W (1999) Tiefe Venen-
thrombose durch zentralvenöse Katheter. Vasa.;
28(2):71–78

Lucey B, Varghese JC, Haslam P, Lee MJ (1999) Routine
chest radiographs after central line insertion: mandatory
postprocedural evaluation or unnecessary waste of re-
sources? Cardiovasc Intervent Radiol; 22: 381–384

Martin MJ, Husain FA, Piesman M, et al. (2004) Is routine ultrasound guidance for central line placement bene-
ficial? A prospective analysis. Curr Surg; 61: 71–74

Niederhuber JE, Ensminger W, Gyves JW, Liepman M,
Doan K, Cozzi E (1982) Totally implanted venous and
arterial access system to replace external catheters in cancer treatment. Surgery; 92: 706–712

Pottecher T, Forrler M, Picardat P, Krause D, Bellocq J,
Otteni J. (1984) Thrombogenicity of central venous catheters: prospective study of polyethylene, silicone and
polyurethane catheters with phlebography or postmor-
tem examination. Eur J Anaesthesiol.; 4(1):361–365

Teichgräber UK, Pfitzmann R, Hofmann HA (2011)
Central venous port systems as an integral part of chemotherapy. Dtsch Arztebl Int.; 108:147–154

Wagner U (2010) Leitfaden "Portpflege" B. Braun Melsungen AG; Deutschland

Wagner HJ, Teichgräber U, Gebauer B, Kalinowski M
(2003) Transjugular implantation of venous port catheter systems. RoFo 2003; 175: 1539–44

pfmmedical (2011) Katalog Portsysteme, Hubernadeln.
Pfm medical ag

Implantation des Portkatheters

3. Implantation des Portkatheters

Die Anlage von Portsystemen kann grundsätzlich als ambulanter Eingriff erfolgen. Ein stationärer Aufenthalt ist nur bei Patienten mit erhöhtem Narkoserisiko o.a. Komorbiditäten gerechtfertigt.

3.1. Vorbereitung und Diagnostik vor Portanlage

Die notwendige Labordiagnostik umfasst ein aktuelles Blutbild und eine Blutgerinnung. Präoperativ sollte eine Duplex-/Dopplersonographie durchgeführt werden, um die Durchgängigkeit der Venen sicher beurteilen zu können. Bei Verdacht auf V. cava superior-Thrombose ist in seltenen Fällen die Durchführung einer Angio-CT erforderlich. Die Auswahl des Implantationsgebietes richtet sich u.a. nach medizinischen Kriterien (z.B. kontralaterale Seite bei Mammakarzinom), Rechts-/Linkshändigkeit, Lebensqualität (z.B. Berücksichtigung des Anschnallgurts bei Autofahrern) und Patientenwunsch. Eine Portanlage kann grundsätzlich in Lokalanästhesie durchgeführt werden, insbesondere bei Patienten mit erhöhtem Narkoserisiko. Eine Intubationsnarkose sollte bei ängstlichen oder nicht kooperativen Patienten durchgeführt werden.

3.2. Operationstechnik

Ein Portkatheter kann über verschiedene Techniken, wie z. B. perkutane oder offene Punktion oder Venae sectio (Abb. 3.1), in verschiedene Venen eingebracht werden (Abb. 3.2). Eine perioperative Antibiotikaprophylaxe (z.B. ein Cephalosporin der 2. Generation) sollte 30 min vor Hautschnitt verabreicht werden.

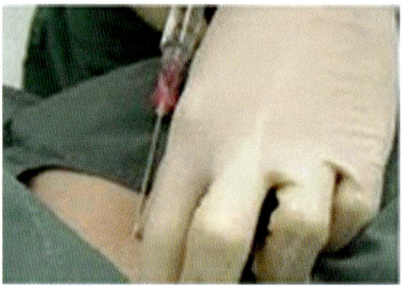

a

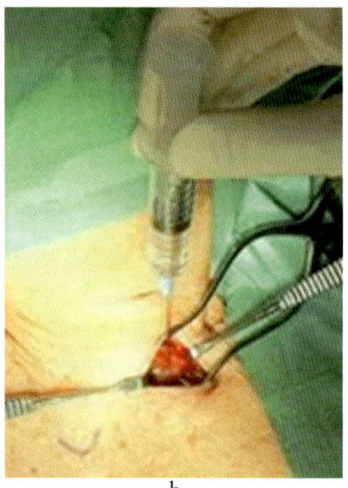

b

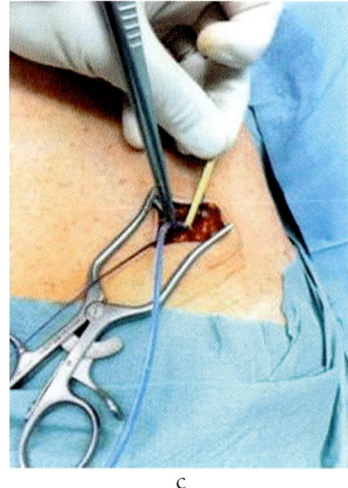

c

Abb. 3.1a-c: Techniken der Portkatheterimplantation. Perkutane und offene Punktion (a+b), Venae sectio (c).

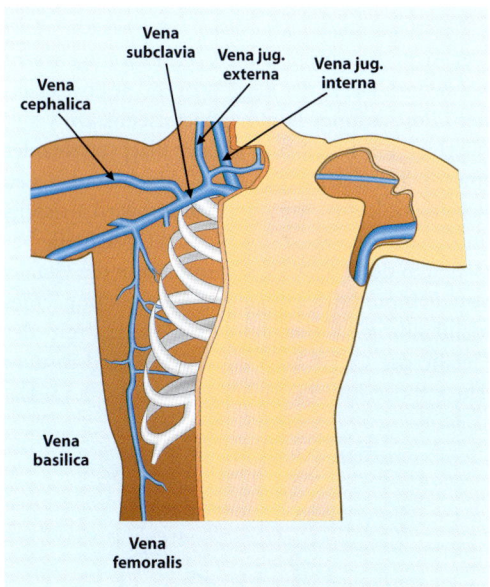

Abb. 3.2: Zugangswege für Portimplantationen.

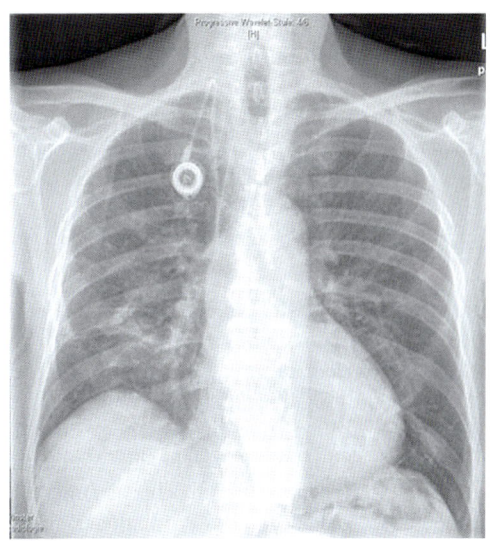

V. jugularis interna

Die V. jugularis interna hat von allen in der oberen Extremität verfügbaren Zugangsvenen den größten Durchmesser und wird durch eine offene, ggf. transkutane Punktion erreicht. Sie ist in der Regel vorhanden (wenige Normvarianten). Bei offener Punktion ist eine Kathetervorschublänge von ca. 11 cm bis Venenaustritt mit einer zuverlässigen Lage der Katheterspitze in der V. cava superior knapp oberhalb des rechten Vorhofs gewährleistet. Die Lage der Katheterspitze kann entweder radiologisch (z.B. mittels Durchleuchtung) kontrolliert werden (Projektion auf Höhe der Trachealbifurkation) oder mittels EKG-Ableitung (Auslösung von Extrasystolen). Die optimale Portkammerposition ist parasternal unterhalb der Clavicula, ohne zu dieser Kontakt zu haben (Abb. 3.3). Nachteile der V. jug. interna sind der unvermeidbare sichtbare Zugang im Dekolleté, insbesondere bei kachektischen Patienten, auch wenn die Implantation in einer Hautfalte und die Hautnaht mit resorbierbarem Nahtmaterial durchgeführt wurde. Der Zugang zur V. jug. interna kann insbesondere bei Patienten mit Adipositas und „kurzem" Hals schwierig werden.

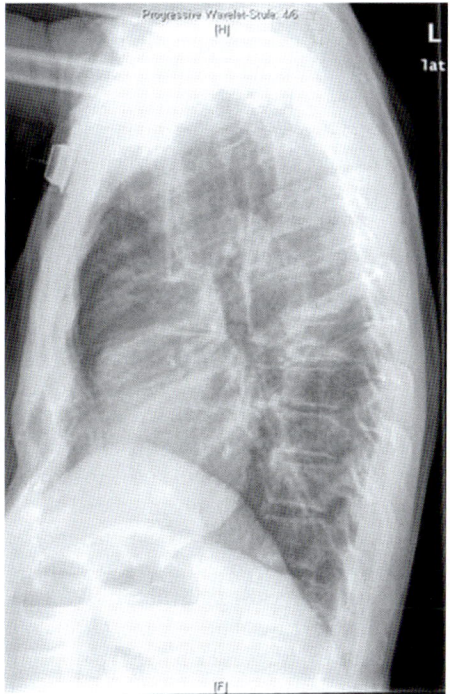

Abb. 3.3: Portkatheterlage via V. jugularis interna.

V. jugularis externa

Die V. jugularis externa hat einen Durchmesser von ca. 5 mm. Durch ihren oberflächlichen Verlauf ist sie insbesondere als Zugangsweg bei adipösen Patienten geeignet. In der Regel erfolgt eine Venae sectio für die Insertion des Katheterschlauches, Alternativen sind die offene bzw. perkutane Punktion. Ein potentieller Nachteil der V. jugularis externa stellt das kleine Lumen dar. Die Vene ist nach Portkatheteranlage häufig okkludiert bzw. thrombosiert. Eine intraoperative Durchleuchtung ist adäquat, da durch den Verlauf der V. jug. externa auch eine Katheterfehllage in der V. thoracica interna bzw. V. subclavia möglich ist.

V. subclavia

Die Vena subclavia wird entweder transkutan oder offen punktiert, um den Portkatheterschlauch via Seldingerdraht einzuführen. Die Platzierung der Portkammer erfolgt kosmetisch vorteilhaft in der Mohrenheimschen Grube. Die Portanlage über die V. subclavia kann ein sehr schnelles Verfahren sein, allerdings ist eine Durchleuchtung zum Ausschluss einer Dislokation des Portkatheterschlauches in die V. thoracica interna oder V. jugularis interna obligat. Ebenfalls sollte bei mehreren Punktionsversuchen postoperativ ein Röntgenthorax zum Ausschluss eines Pneumothorax durchgeführt werden. In einer prospektiven Studie wurden Patienten mit einer Portanlage über die V. jug. interna und V. subclavia verglichen mit dem Ergebnis einer vergleichbaren Operationszeit, aber signifikant mehr Frühkomplikationen, wie Z.n. Fehllage, Pneumothorax, Hämatothorax und Spätkomplikationen, wie z.B. Portdysfunktion bei den Patienten mit Subclavia-Ports (1).

V. cephalica

Die Einführung des Portkatheterschlauches in die V. cephalica erfolgt durch eine Venae sectio. Wie bei der V. subclavia erfolgt ein kosmetisch günstiger Zugang über die Mohrenheimsche Grube. Das Verfahren bietet wenig Risiken, ein Pneumo- oder Hämatothorax kann so gut wie ausgeschlossen werden. Nachteile des Zugangs über die V. cephalica ist die häufig kleinkalibrige Vene, die nicht immer vorhanden ist, weshalb eine präoperative Doppler-/Duplexsonographie obligat ist. Darüber hinaus sollte eine intraoperative Durchleuchtung durchgeführt werden, um eine mögliche Dislokation des Katheters in die V. thoracica interna oder V. jug. interna festzustellen. Eine Vergleichsstudie von Patienten mit Cephalica-Port und Subclavia-Port hat eine signifikant kürzere Operationszeit in der Cephalica-Port-Gruppe bei vergleichbaren peri- und postoperativen Komplikationen ergeben (2).

Armport

Der Armport wird über die V. basilica eingebracht (Abb. 3.4). Die in der Regel verwendete etwas kleinere Portkammer kommt medialseitig, entweder oberhalb der Ellenbeuge auf der Bizepsfaszie oder unterhalb auf der Faszie des M. brachioradialis zu liegen. Die Indikation zum Armport wird meistens aus kosmetischen Gründen gestellt. Nachteile bestehen in der kleinen Portkammer mit der Gefahr von Fehlpunktionen, in der Verwendung eines kleinkalibrigen Portkatheterschlauches mit der Gefahr der Okklusion von ca. 5 % und in dem Thromboserisiko der V. basilica von ca. 5 % (3, 4).

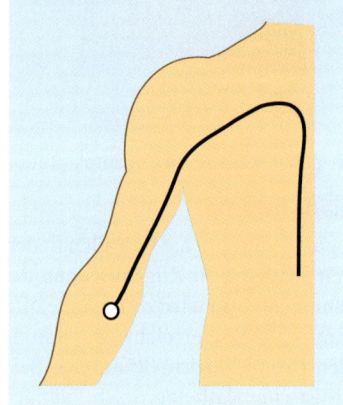

Abb. 3.4: Armport.

Leistenport

Der Leistenport (Abb. 3.5) stellt einen Zugang der 2. Wahl dar und ist nur bei Patienten mit einer V. cava superior-Thrombose oder beidseitigem Mammakarzinom indiziert. Der Portkatheterschlauch wird über einen Seitenast (z. B. V. saphena magna) in die V. femoralis eingebracht und sollte mindestens bis in die V. iliaca externa vorgeschoben werden, um eine Dislokation und Paravasate zu vermeiden. Die Portkammer wird auf dem Rippenbogen platziert, um ein adäquates Widerlager bei Punktion zu haben. Leistenports haben ein erhöhtes Infektionsrisiko von bis zu 15 % sowie ein Thrombose-/Okklusionsrisiko von bis zu 5 % (5).

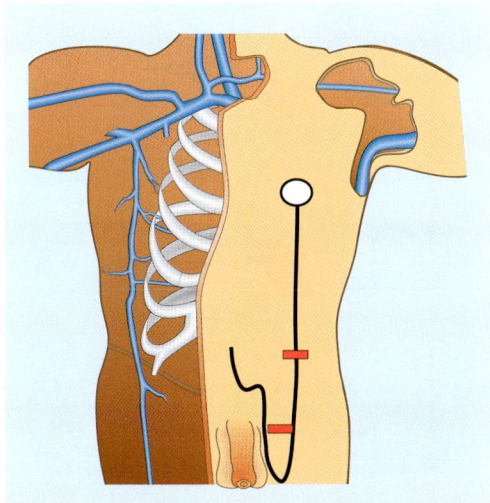

Abb. 3.5: Leistenport.

Eine Sonderform stellt der arterielle Leberport dar, der bei Patienten mit einer lokoregionären Chemotherapie der Leber, z. B. bei isolierten Lebermetastasen eines malignen Melanoms indiziert ist. Der Portkatheterschlauch wird durch eine Laparotomie über die A. gastroduodenalis eingebracht und liegt mit der Spitze in der A. hepatica communis. Die A. gastrica dextra muss ligiert werden, um eine Nekrose der Magenwand zu vermeiden. Die Portkammer wird oberhalb des rechten Rippenbogens platziert. Vor Verwendung des arteriellen Leberports ist eine Portangiographie obligat.

3.3. Auswahl des Portsystems

Bei der Auswahl des Portsystems kann zwischen unterschiedlichen Designs der Portkammer und verschiedenen Portkatheterschläuchen gewählt werden (Abb. 3.6). Titan stellt ein langlebiges, inertes Material dar, das nicht durchstochen werden kann. Bei Portgehäusen aus Titan ohne Silikonummantelung ist ein schnelleres Einwachsen gewährleistet. Ein Nachteil der Titan-Portkammer sind die unvermeidlichen Artefakte bei der Durchführung eines CT, MRT oder einer Mammographie. In diesen Fällen sollte eine Portkammer aus Kunststoff zur Anwendung kommen. Niedrigprofilports werden als Armports oder bei kachektischen Patienten eingesetzt. Ein Doppelkammerport ermöglicht die gleichzeitige Applikation von Chemotherapie und parenteraler Ernährung. Portkammern mit tangentialem Auslass haben den Vorteil der insgesamt besseren Strömungsdynamik über den Portkatheter (Abb. 3.7). Dadurch wird vor allem bei Standardanwendungen die Spülwirkung verbessert, indem Rückstände in der Portkammer reduziert oder ganz vermieden werden, vor allem nach Anwendungen mit hochviskosen Flüssigkeiten wie parenteraler Ernährungslösung oder nach Anwendung von Blutprodukten (7, 8, 9).

Der Katheterschlauch besteht entweder aus Silikon oder dem etwas härteren Polyurethan. In der Regel hat der Schlauch einen Durchmesser von 6,6 F. Bei der Form der Katheterspitze bietet die offene, konvex zulaufende Spitze im Gegensatz zur Groshongspitze den Vorteil, das Blutentnahmen und die Umseldingertechnik möglich sind (Abb. 3.8). Die Groshongspitze hat durch die Ventilfunktion des seitlich geschlitzten Katheters dagegen eine Schutzfunktion gegen den Reflux nach Infusionsabschluss/beim Portnadelziehen.

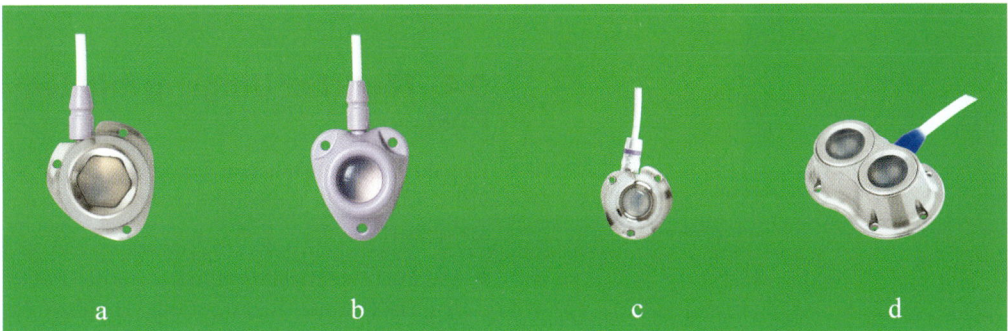

Abb. 3.6: Portkammertypen. a: Titan, b: Plastic/Silikon, c: Niedrigprofilport, d: Doppelkammerport.

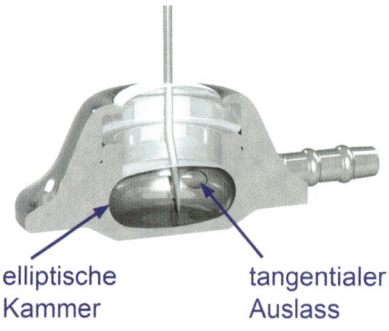

elliptische   tangentialer
Kammer   Auslass

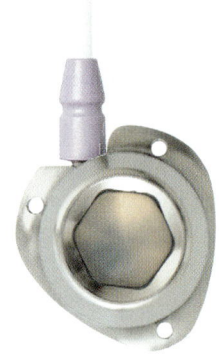

Abb. 3.7: Portkammer mit tangentialem Auslass der Fa. PHS Medical (mit freundlicher Genehmigung der Fa. PHS Medical).

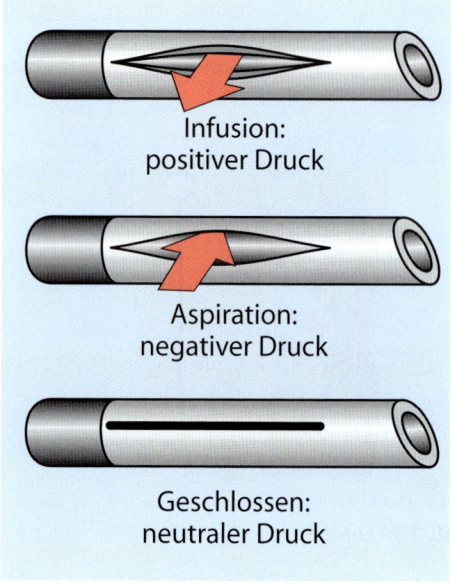

Infusion:
positiver Druck

Aspiration:
negativer Druck

Geschlossen:
neutraler Druck

a

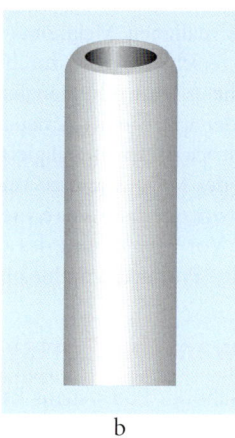

b

Abb. 3.8: Katheterspitzen. a: Groshongspitze (longitidunale Ventilöffnung). b: konische Spitze (mit Endöffnung).

3.4. **Täglicher Umgang mit dem Port**

Um die Langlebigkeit von Portsystemen zu gewährleisten, ist die Einhaltung von drei Regeln unabdingbar:

▶ Das Portsystem sollte stets unter sterilen Kautelen (keimarmer Raum, sterile Handschuhe, Mundschutz) nach mindestens 1-minütiger Hautdesinfektion angestochen werden.

▶ Portnadeln mit Spezialschliff (z.B. Huberna-deln) müssen verwendet werden, um Ausstan-zungen der Portkammermembran zu vermei-den.

▶ Wenn die Portnadel entfernt wird, sollte der Port unter positivem Druck mit mindestens 3 ml physiologischer Kochsalzlösung geblockt werden (Verhinderung von Blutgerinnseln und Okklusion).

Wenn ein Portsystem über längere Zeit nicht ge-braucht wird, sollte dieses alle drei Monate mit physiologischer Kochsalzlösung angespült wer-den. Die Verwendung von Heparin-Kochsalz-lösung ist wegen der Biofilmblldung und Gefahr der Heparin-induzierten Thrombozytopenie ob-solet.

Ein Portsystem kann mit einer speziellen Portna-del je nach Hersteller mehr als 2000 mal punktiert werden. Der begrenzende Faktor ist eher das menschliche Gewebe über der Portkammer. Wenn ein Port noch nicht die maximale Zahl an Punktio-nen erreicht hat, kann der Port belassen werden und sollte nur dann entfernt werden, wenn die Therapie definitiv abgeschlossen bzw. eine weitere Therapie nicht absehbar ist oder Komplikationen auftreten (s.u.). Ein Portkatheter kann in der Regel ambulant und in Lokalanästhesie, wenn möglich über die alte, bestehende Narbe entfernt werden.

Literatur

1. Vescia S, Baumgärtner AK, Jacobs VR, Kiechle-Bahat M, Rody A, Loibl S, Harbeck N. Management of venous port systems in oncology: a review of current evidence. Ann Oncol. 2008 Jan;19(1):9-15. Epub 2007 Sep 9.

2. Knebel P, Lopez-Benitez R, Fischer L, Radeleff BA, Stampfl U, Bruckner T, Hennes R, Kieser M, Kauczor HU, Büchler MW, Seiler CM. Insertion of totally im-plantable venous access devices: an expertise-based, ran-domized, controlled trial (NCT00600444). Ann Surg. 2011 Jun;253(6):1111-7

3. Goltz JP, Scholl A, Ritter CO, Wittenberg G, Hahn D, Kickuth R. Peripherally placed totally implantable ve-nous-access port systems of the forearm: clinical expe-rience in 763 consecutive patients. Cardiovasc Intervent Radiol. 2010 Dec;33(6):1159-67

4. Akahane A, Sone M, Ehara S, Kato K, Tanaka R, Naka-sato T. Subclavian vein versus arm vein for totally im-plantable central venous port for patients with head and neck cancer: a retrospective comparative analysis. Car-diovasc Intervent Radiol. 2011 Dec;34(6):1222-9

5. Chen SY, Lin CH, Chang HM, Hsu HM, Yu JC. A safe and effective method to implant a totally implantable ac-cess port in patients with synchronous bilateral mastec-tomies: modified femoral vein approach. J Surg Oncol. 2008 Sep 1;98(3):197-9

6. Teichgräber UK, Pfitzmann R, Hofmann HA. Central venous port systems as an integral part of chemotherapy. Dtsch Arztebl Int. 2011 Mar;108(9):147-53

7. Gérard Guiffant, Jean Jacques Durussel, Patrice Flaud, Jean Pierre Vigier, Jacques Merckx: Flushing ports of to-tally implantable venous access devices, and impact of the Huber point needle bevel orientation: experimental tests and numerical computation; Medical Devices; Evi-dence and Research, April 2012 DOI: 10.2147/MDER. S30029

8. Gérard Guiffant, Patrice Flaud, Jean Jacques Durussel, Jacques Merckx; Impact of the shape of the implantable ports on their efficiency of flow (injection and flushing); Medical Devices; Evidence and Research 2014:7 319-324

9. Stevens B, Moenter S, Barton S E, Piel A L, Brechbil M, Shankle D: A Randomized, Prospective Trial of Conven-tional Vascular Ports vs. The Vortex Clear-Flow Reser-voir Port in Adult Oncology Patients; JVAD Summer 2000: 37-40

Hygienestandard zum Umgang mit Portsystemen bei Punktion, Infusions- und Transfusionstherapien am UK Münster

4. Hygienestandard zum Umgang mit Portsystemen bei Punktion, Infusions- und Transfusionstherapien am UK Münster

4.1. Allgemeines

In Deutschland treten pro Jahr in etwa 400.000-600.000 nosokomiale Infektionen auf. Bei ungefähr 10.000-15.000 Patienten sind sie die Todesursache (Gastmeier et al. 2006). Etwa 20-30 % der nosokomialen Infektionen sind vermeidbar, welches einer Anzahl von 80.000 bis 180.000 Infektionen entspricht (Gastmeier et al. 2010). Die Gefäßkatheter-assoziierte-Infektionen zählen dabei zu den häufigen nosokomialen Infektionen (Geffers et al. 2011). Katheterinfektionen bedeuten ein erhebliches systemisches Gesundheitsrisiko für den Patienten, führen meist zur Explantation des Systems und somit zur Verschlechterung der Therapiemöglichkeiten. Am niedrigsten ist die Häufigkeit der katheterbedingten Infektionen bei Port-Systemen, da sie vollständig subkutan implantiert werden (Teichgräber et al. 2004).

Die in der Regel durch nicht ausreichend geschultes medizinisches Personal verursachten Infektionen lassen sich durch die Einhaltung einfacher Hygienemaßnahmen sicher verhindern. Voraussetzungen an das Personal sind eine 3-jährige examinierte Krankenpflegeausbildung mit entsprechender Berufserfahrung und regelmäßiger Schulung (UKM). Die Rate nosokomialer Infektionen wird regelmäßig überprüft. Kommt es zu Auffälligkeiten, so kann der vorliegende Standard zur Reduktion von nosokomialen Portinfektionen nach Rücksprache mit dem Institut für Hygiene angepasst werden.

■ Anforderungen an den Portträger

Patienten, die Berufe oder Aktivitäten ausüben mit übermäßiger und/oder wiederholter Bewegung der Schulter oder des Brustkorbes, wie z.B. Schwimmen, Golfspielen oder Gewichtheben, sind darauf aufmerksam zu machen, dass derartige Aktivitäten das Risiko einer Katheterfragmentierung durch Einklemmen des Katheters zwischen der Clavicula und der ersten Rippe möglicherweise erhöhen.

Jeder Portträger sollte einen Portpass besitzen, in dem nach der Implantation unter anderem der Hersteller, das Modell und die Größe des Portkatheters festgehalten werden. Diese Informationen können entscheidende Hilfen in Notfallsituationen darstellen (☞ Abb. 4.1).

Eine Empfehlung für die Nadellänge zu dokumentieren, ist in der Praxis auch sehr hilfreich, da Lokalisation und Implantationstiefe des Portsystems entscheidend sind. Zu kurze Nadeln erreichen die Portkammer nicht sicher, zu lange schädigen möglicherweise die Spezialnadel an der Spitze, bis hin zum Bruch. Jede Nadelempfehlung kann allerdings durch erhebliche Veränderungen des Ernährungszustandes (Unterhautfettgewebe) obsolet werden. Der Nadeldurchmesser richtet sich dagegen nach dem genauen Verwendungszweck.

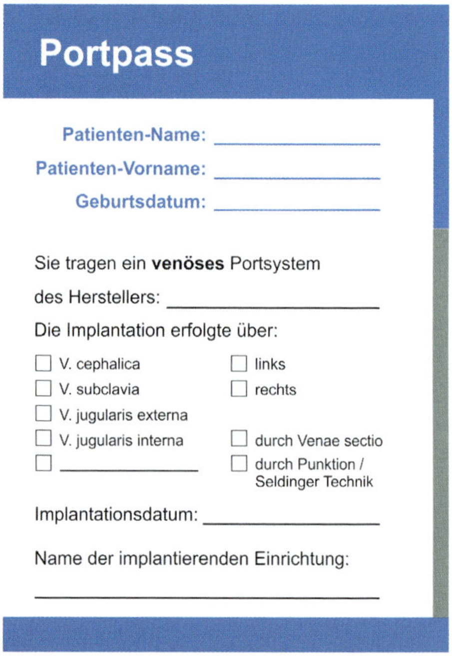

Portpass

Patienten-Name: _____

Patienten-Vorname: _____

Geburtsdatum: _____

Sie tragen ein **venöses** Portsystem

des Herstellers: _____

Die Implantation erfolgte über:

☐ V. cephalica   ☐ links
☐ V. subclavia   ☐ rechts
☐ V. jugularis externa
☐ V. jugularis interna   ☐ durch Venae sectio
☐ _____   ☐ durch Punktion /
                                              Seldinger Technik

Implantationsdatum: _____

Name der implantierenden Einrichtung:

_____

Abb. 4.1: Portpass (beispielhafte Darstellung – unterschiedliche Ausführung je nach Porthersteller).

4.2. Zentralvenöse Systeme als dauerhafte Zugänge

Für längerfristigen Gebrauch gibt es mehrere zentralvenöse Zugangssysteme, welche in Kürze ebenfalls in den Hygienemaßnahmen festgehalten werden. Die nachfolgend beschriebenen hygienischen Maßnahmen beziehen sich hauptsächlich auf das Portsystem, wobei nicht die intrathekal gelegten oder in der Leiste liegende Portsysteme miteinbegriffen sind.

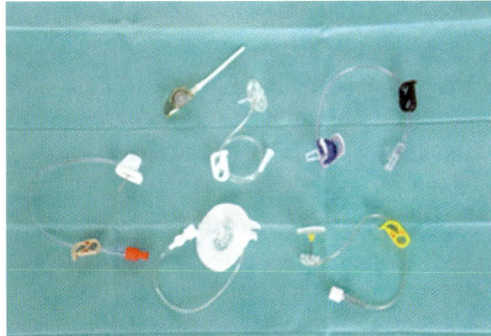

Abb. 4.2: Verschiedene Arten von Portnadeln (oben links ist eine aufgesägte Portkammer).

Portkatheter

Er besteht aus einem Portgehäuse und einem daran anschließbaren Schlauch (Katheter), dessen Ende sich vor dem rechten Vorhof des Herzens befindet. Es sollten in jedem Fall für die Punktion von Portkammern Nadeln mit speziellem Schliff verwendet werden, die die Membran verdrängen und nicht ausstanzen (z.B. Löffelschliff nach Huber oder Trokar-Schliff, Besonderheiten der Nadeln ☞ Kap. 2.).

> Cave: Es sollte auf keinen Fall eine herkömmliche Kanüle verwendet werden.

Groshong-Katheter

In der Katheterspitze befindet sich ein Ventilschlitz, welcher sich nur dann öffnet, wenn ein Druckunterschied zwischen Innenraum des Katheters und äußerer Umgebung besteht (z. B. beim Einfließen einer Infusion). Bei Nichtbenutzung schließt sich das Ventil und es kann kein Blut in den Katheter zurückfließen.

> Cave: Es dürfen keine Klemmen verwendet werden, da das Material ansonsten beschädigt werden würde (Kellnhauser et al. 2004).

Hickman-Broviac-Katheter

Der Katheter besitzt im Gegensatz zum Groshong-Katheter kein eingebautes Ventil.

> Cave: Eine Klemme zum Verschließen ist zwingend notwendig.

PICC (Peripherally Inserted Central Catheter)-Line Katheter

Der ungetunnelte Katheter wird über eine periphere Vene, meist oberhalb der Ellenbeuge, eingeführt (Gebauer et al. 2004). Fixiert wird der Katheter anschließend mit speziellen Klebeplatten und mit einem sterilen Verband abgedeckt. Die Platten sollten gemäß der Herstellerangaben alle 7 bis 12 Tage gewechselt werden. Aufgrund der Oberarmlokalisation des Katheters ist die Gefahr einer Luftembolie nicht gegeben (Hans et al 2011).

> Cave: Mindestens 1x wöchentliches Spülen notwendig, z.B. beim Verbandswechsel.

4.3. Ausschluss von Infektionszeichen und Überprüfung von Intaktheit der Katheter

Es ist wichtig, vor jeder Injektions- bzw. Infusionstherapie die Port- und Katheterintegrität durch folgende Arbeitsschritte zu bestätigen:

- Den Patienten befragen, ob **Symptome** bestehen, die ein Warnsignal für Katheterfragmentierung oder Embolisation sein könnten.
  Dazu gehören:

  - Kurzatmigkeit

  - Brustschmerzen oder

  - Tachykardie
    Wenn eines oder mehrere Symptome bestehen, sollte eine Röntgenaufnahme zur Feststellung eventueller Katheterprobleme durchgeführt werden.

- Die Porttasche und die Katheterbahn auf **Erythem, Schwellung oder Druckempfindlichkeit** untersuchen und palpieren. Diese Symptome könnten auf Systemundichtigkeit hinweisen. In einem solchen Fall ist ebenfalls eine Röntgenaufnahme zur Abklärung erforderlich.

- Die Katheterumgebung auf **Infektionszeichen** prüfen:
  - Rötung
  - Schwellung
  - Schmerzen (lokal, Tunnel)
  - Sekretion (klar, serös, blutig, eitrig)
  - Fieber

- Eine Punktion durch infizierte Einstichstellen oder Inzisionsnähte darf nicht erfolgen.

- Über weitere medizinisch notwendige Maßnahmen entscheidet der behandelnde Arzt.

4.4. Das Punktieren eines Portkatheters

Die nachstehenden Hygieneempfehlungen bei Portpunktion gehen mit den Empfehlungen der Kommission für Krankenhaushygiene und Infektionsprävention vom Robert Koch-Institut (RKI) einher.

 Anforderung an den Arbeitsplatz

Bei der Portpunktion handelt es sich um einen invasiven Eingriff, welcher nur in speziellen Räumlichkeiten für die Behandlung und Pflege von Patienten durchgeführt werden sollte. Je nach individuellen Gegebenheiten und Notwendigkeiten des Patienten und der technischen Erfordernissen sollte die Wahl des Raumes getroffen werden. Dabei ist eine Raumluft-technische Anlage nicht erforderlich (KRINKO 2011). Die Arbeitsfläche sollte stabil und groß sein und genügend Freiraum bieten, damit alle Arbeitsschritte mit den dazugehörigen Utensilien reibungslos durchgeführt werden können. Vor Beginn der Punktion sollte die Fläche gereinigt und desinfiziert werden. Das erforderliche Sterilgut sollte trocken, staubarm, lichtgeschützt und getrennt von anderen Artikeln gelagert werden.

Zum Schutz vor Umgebungskontamination sollte die Arbeitsfläche einen sicheren Abstand zu Sanitäranlagen wie Waschbecken haben oder durch eine Schutzwand abgetrennt sein (KRINKO 2011).

 Material

Die hygienisch einwandfreie Durchführung einer Punktion oder Injektion beginnt mit der Bereitstellung der benötigten sterilen Materialien und Arbeitsutensilien auf der vorbereiteten Arbeitsfläche (☞ Anforderung an den Arbeitsplatz).

▶ Auflistung der Arbeitsmaterialien:

- Flächendesinfektionsmittel
- Händedesinfektionsmittel (z.B. Sterillium®, Sterillium virugard®, Desderman pure®)
- Hautdesinfektionsmittel (z.B. Octeniderm®)
- Mund-Nasen-Schutz
- 2 x 10 ml NaCl 0,9 %, 2 x10 ml Einmalspritze, 2 x Einmalkanülen (alternativ *sterile* 10 ml Fertigspritze, z.B. Posiflush xs)
- Unsterile Handschuhe (Nitril)
- Sterile Handschuhe, sterile Unterlage, sterile 7,5 x 7,5 cm Kompressen (3 Pck. à 2), Kugeltupfer (3x), sterile Klemmen (alternativ Port-Set*)
- Transparentverband (alternativ ein konventioneller Gazeverband)
- Steriler Verschlussstopfen
- Geeignete Portnadel nach TRBA 250 in der Fassung vom 27.03.2014, wenn die benötigte Größe als Sicherheitsnadel erhältlich ist (eine Sicherheitsnadel ist erforderlich, weil es sich um ein Legen eines Gefäßzugangs handelt)
- Behälter für Spitzabwurf

*Inhalt eines Port Set: 2 Klemmen, 3 Kugeltupfer, Gefäß für Desinfektionsmittel, Sterile Handschuhe, steriles Abdecktuch, Kompresse

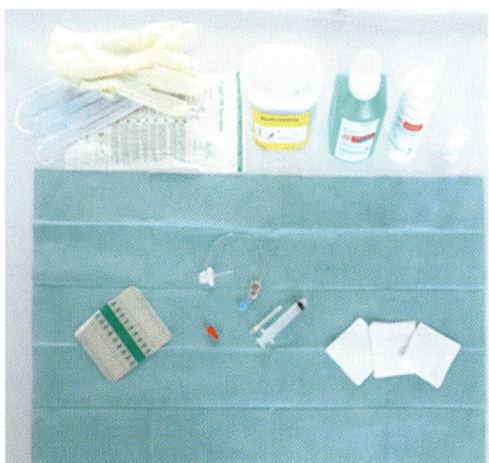

Abb. 4.3: Arbeitsmaterialien zur Portpunktion.

Techniken des Punktierens

Bei der Punktion ist es wichtig, dass auch der Patient einen chirurgischen Mund-Nasenschutz trägt, dabei sollte der Patient während des gesamten Vorganges in die entgegengesetzte Richtung des Portkatheters blicken (Abb. 4.4).

Um ein aseptisches Vorgehen zu gewährleisten, ist das Arbeiten zu zweit empfehlenswert, hierbei muss auch der Assistent einen Mund-Nasenschutz tragen. Die Durchführung der Punktion sollte immer in "Non-Touch"-Technik (ohne Berührung der Haut des Patienten) erfolgen.

> Cave: Eine Punktion durch Inzisionsnähte oder infizierte Einstichstellen darf nicht erfolgen.

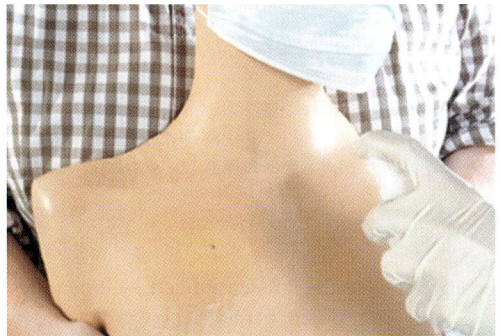

Abb. 4.4: Hautdesinfektion der Punktionsstelle.

Durchführung der Punktion

[Robert-Koch-Institut 2002]

Für die Durchführung der Punktion sollten folgende Arbeitsschritte zwingend der Reihe nach durchgeführt werden:

1. Zunächst muss die Händedesinfektion gemäß der Empfehlungen für Händehygiene durchgeführt werden (KRINKO 2011).

2. Nun können alle benötigten Arbeitsmaterialien bereitgestellt werden (☞ Material) und die Spritze mit NaCl 0,9% aufgezogen werden.

3. Hiernach muss eine weitere Händedesinfektion wie unter Punkt 1 wiederholt erfolgen.

4. Erst danach dürfen die unsterilen Handschuhe übergezogen werden.

5. Mit einem Hautdesinfektionsmittel (z.B. Octeniderm®) wird nun die Punktionsstelle über eine Minute wie in den folgenden Schritten desinfiziert: Die gespannte Haut großflächig über dem implantierten Port mit einem Hautdesinfektionsmittel benetzen. Mittels einer sterilen Klemme wird vom Zentrum des Portkatheters aus, in Spiralbewegungen nach außen hin, die Haut mit einer Kompresse oder einem Kugeltupfer gereinigt. Anschließend wird die gespannte Haut noch einmal mit Desinfektionsmittel eingesprüht und dann das Abtrocknen des Desinfektionsmittels abgewartet.

Wird das Portkatheter-Set genutzt, werden zur Desinfektion der Haut mit Desinfektionsmittel getränkte Kugeltupfer verwendet.

6. Nach der Hautdesinfektion können die unsterilen Handschuhe ausgezogen werden.

7. Es muss eine erneute hygienische Händedesinfektion wie unter Punkt 1 durchgeführt werden.

8. Bevor die eigentliche Portpunktion erfolgt, werden nun sterile Handschuhe angezogen.

9. Erst jetzt sollte die Portnadel unter aseptischen Kautelen mit 10 ml NaCl 0,9 % entlüftet und die eventuell vorhandene Klemme geschlossen werden, wobei die Spritze konnektiert bleibt.

> Cave: Verwenden Sie nur 10 ml-Spritzen oder größer, da bei kleineren Spritzen ein zu hoher Druck auf das Portsystem ausgeübt wird!

10. Die Portkammer wird mit Drei-Punkt-Griff fixiert (☞ Abb. 4.5).

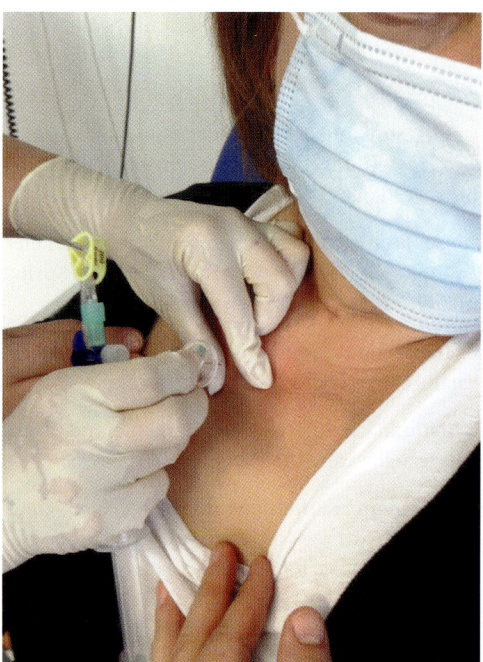

Abb. 4.5: Fixierung des Ports mit dem Drei-Punkt-Griff.

11. Durch die Haut wird die Portnadel mit einem 90-Grad-Winkel zum Port und dem Septum bis in die Kammer des Ports gestochen. Die Punktion der Portkammer sollte nicht immer in der Mitte, sondern auch im Uhrzeigersinn in den Außenbezirken der Silikonmembran erfolgen.

12. Mit 10 ml NaCl 0,9 % wird der Port gespült. Eine Aspiration ist nicht notwendig. Die Instillation erfolgt dabei im "Stop & Go-Verfahren" unter positivem Druck.

13. Das Infusionssystem kann anschließend unter aseptischen Kautelen am Anschluss des Portsystems angebracht werden. Wir empfehlen wenigstens unsterile Handschuhe, die zur Händedesinfektion geeignet sind. Das Vermeiden des direkten Kontaktes mit der Konnektionsfläche sollte selbstverständlich sein.

14. In der Folge kann mit dem Start der Infusion begonnen werden. Die Geschwindigkeit erfolgt nach den ärztlichen Anordnungen.

15. Fixiert wird die Portnadel mit einem Transparentverband (☞ Abb. 4.6). Empfehlenswert ist eine Zugentlastung durch ein Fixationspflaster für Katheter.

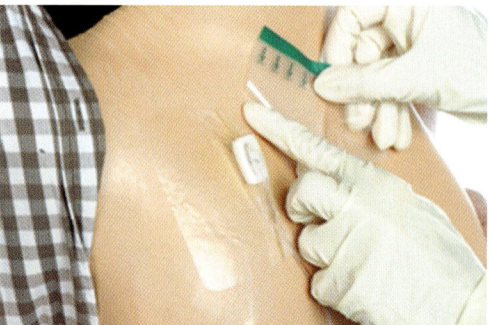

Abb. 4.6: Fixierung der Portnadel mit Hilfe eines Transparentverbandes.

16. Die Transparentverbände müssen routinemäßig nach 7 Tagen gewechselt werden (Robert-Koch-Institut b).

17. Ein konventioneller Verband kann bis zu 72 Stunden bei bewusstseinsklaren kooperativen Patienten belassen werden (Robert-Koch-Institut 2002b).

18. Bei einer eingeschränkten Kooperation des Patienten muss der konventionelle Verband täglich gewechselt werden (Robert-Koch-Institut b).

19. Bei Verschmutzung, Durchfeuchtung, Ablösung oder Infektionsverdacht muss der Verband sofort gewechselt werden (Robert-Koch-Institut b).

20. Die Insertionsstelle muss täglich inspiziert und palpiert werden. Der Befund muss anschließend ausführlich in einem Protokoll dokumentiert werden.

4.5. Entfernen der Portnadel

Für die sachgemäße hygienische Entfernung der Portnadel müssen ebenfalls die nachfolgenden Handlungsempfehlungen befolgt werden.

 Material

Vor der Entfernung müssen zunächst alle benötigten Arbeitsutensilien bereitgelegt werden. Dazu zählen:

• Händedesinfektionsmittel

• Flächendesinfektionsmittel

• Unsterile Handschuhe (Nitril)

- 1 x 10 ml NaCl 0,9 %, 2 x10 ml Einmalspritze, 2 x Einmalkanülen (alternativ 10 ml Fertigspritze, z.B. Posiflush xs)
- 1,5 - 3 ml Taurolidin-Citrat (nach ärztlicher Anordnung)
(Das notwendige Füllvolumen ist den jeweiligen Port-Herstellerangaben zu entnehmen)
- steriles kleines Pflaster
- Spitzabwurfbehälter

 Durchführung

Anhand der Arbeitsschritte kann die Portnadelentfernung sachgemäß vollzogen werden und die Infektionsgefahr weiter vermindert werden.

1. Der erste Arbeitsschritt besteht in der Flächendesinfektion des Arbeitsplatzes.

2. Im Anschluss erfolgt erst die hygienische Händedesinfektion gemäß der Empfehlungen für Händehygiene (KRINKO 2011).

3. Die unsterilen Handschuhe (z.B. Nitril) können danach angezogen werden.

4. Jetzt kann der Portkatheter mit mindestens 10 ml NaCl 0,9 % langsam (30 s - 1 min) im Stop & Go-Verfahren instilliert werden und anschließend die Klemme des Portsystems unter positivem Druck geschlossen werden.

> Cave: Bei Portkanülen-Systemen mit Ventilmechanismus (z.B. Intrastick®-Nadel) darf keine Klemme verwendet werden.

5. Alternativ zum Blocken mit NaCl (durch Arbeitschritt 4) kann 0,9 %Taurolidin oder Taurolidin-Citrat nach der Spülung mit NaCl zum Blocken instilliert werden.

6. Den Wundverband und die Fixierung der Portnadel lösen, entfernen und sofort verwerfen.

7. Die Handschuhe sollten entsorgt werden und eine erneute Händedesinfektion wie unter Punkt 1 durchgeführt werden. Anschließend können neue unsterile Handschuhe (z.B. Nitril) angelegt werden.

8. Mit dem Drei-Punkt-Griff wird nun die Portkammer fixiert und mit der anderen Hand kann die Entfernung der Portnadel erfolgen. Die Portnadel sollte umgehend sachgemäß entsorgt werden.

9. Die Punktionsstelle muss desinfiziert werden, gegebenenfalls kann die Einstichstelle bei Nachblutung mit einem sterilen Tupfer abgewischt und die Haut nochmals desinfiziert werden.

10. Nachdem das Hautdesinfektionsmittel vollständig getrocknet ist, kann die Einstichstelle mit einem kleinen sterilen Pflaster abgedeckt werden.

11. Abschließend erfolgt die detaillierte Zustandsbeschreibung der Punktionsstelle in einem Protokoll.

Wichtig ist hierbei zu beachten, dass eine maximale Liegezeit der Portnadel nicht vorgesehen ist (Robert-Koch-Institut 2002). Grundsätzlich gilt, dass die Wahrscheinlichkeit von nosokomialen Infektionen von der Häufigkeit der Manipulationen am Portsystem abhängt. Bei Bedarf muss umgehend ein Portnadelwechsel (v.a. bei Infektion) erfolgen, daher ist die tägliche Inspektion und Dokumentation der Einstichstelle unabdingbar.

4.6. Anwendungshinweise zur Applikation von Infusionen

> CAVE: bei allen Manipulationen am Port-System von Aplasie-Patienten (Leukozyten < 1000/μl) müssen sterile Handschuhe benutzt werden. Bei Verabreichung von Chemotherapien und wenn der Immunstatus des Patienten nicht sicher bekannt ist, müssen sogenannte Sicherheitsnadeln verwendet werden (TRBA 250-Version Stand 27.03.2014).

4.7. Herstellung individueller Infusionslösungen mit Infusionszusätzen

 Anforderungen an den Arbeitsplatz

Für den hygienischen Umgang bei der Herstellung von individuellen Infusionslösungen mit Infusionszusätzen sollten alle zu verwendenen Sterilprodukte trocken, staubarm, lichtgeschützt und getrennt von anderen Artikeln gelagert werden (Robert-Koch-Institut 01/2001).

Die Infusionsherstellung sollte an einer sauberen, geschützten, wischdesinfizierten Fläche durchgeführt werden (Robert-Koch-Institut 9/2011). Diese Arbeitsfläche muss stabil sein und Freiraum bieten für die Unterbringung der Arbeitsutensilien.

Zusätzlich sollte ein Spitzabwurf-Behälter bereitgestellt werden.

Material

Die folgenden Arbeitsmaterialien sind vor Beginn der Infusionsherstellung bereitzustellen:

- Flächendesinfektionsmittel
- Händedesinfektionsmittel
- Hautdesinfektionsmittel
- 1 Paar unsterile Handschuhe (Nitril)
- 1x Mund-Nasen-Schutz
- Infusionspumpenbesteck
- Infusionsbeutel mit Trägerlösung (z.B. Nährlösung)
- Infusionszusatz
- pro Infusionszusatz: 1 Einmalspritze und 2 Einmalkanülen

Durchführung

Für die Herstellung von individuellen Infusionslösungen mit Infusionszusätzen sollten die nachstehenden Arbeitsschritte zwingend eingehalten werden, um Ausbrüche von Infektionen zu vermeiden.

1. Zunächst muss das oben beschriebene notwendige Material zusammengestellt und vorbereitet werden.

2. Danach soll der Mund-Nasen-Schutz angelegt werden.

3. Die Händedesinfektion muss gemäß der Empfehlungen für Händehygiene durchgeführt werden (KRINKO 2011).

4. Jetzt können die Infusionszusätze gemäß der Packungsbeilage vorbereitet werden.

5. Anschließend ist eine erneute Händedesinfektion erforderlich.

6. Das Anlegen der unsterilen Handschuhe (Nitril) kann erfolgen.

7. Die Trägerinfusionslösung wird geöffnet.

8. Der Gummistopfen bzw. der Ampullenhals werden unter Beachtung der Einwirkzeit desinfiziert.

9. Die Ampullen der Infusionszusätze werden je nach Typ mit unsterilem Tupfer aufgebrochen bzw aufgeschraubt. Die Infusionszusätze müssen in einzelnen Spritzen aufgezogen und mit jeweils einer neuen Kanüle in die Trägerlösung injiziert werden.

10. Nach jeder Injektion muss auf die gleichmäßige Verteilung der Zusätze in der Trägerlösung geachtet werden.

11. Die Infusionslösung kann anschließend mit dem Infusionssystem verbunden werden.

12. Die Entlüftung und luftblasenfreie Befüllung der Tropfenkammer und des Infusionsschlauches muss gewährleistet werden.

13. Die Infusionslösung muss zwingend mit Inhalt, Datum und Uhrzeit sowie Handzeichen beschriftet werden.

14. Die Applikation der Infusion am Patienten sollte direkt durchführt werden, ohne dass eine Zwischenlagerung erfolgt (Robert-Koch-Institut b).

15. Der Herstellungsprozess muss am Ende dokumentiert werden.

4.8. Verabreichung von Infusionslösungen

4.8.1. Anlegen einer Infusion

Für das Anlegen der Infusionslösungen gelten ebenfalls strenge hygienische Handlungsanweisungen, um eine Infektion vermeiden zu können.

Material

Für den reibungslosen Ablauf der Infusionsanlage müssen folgende Arbeitsmaterialien bereitgestellt werden:

- Händedesinfektionsmittel
- Hautdesinfektionsmittel
- Flächendesinfektionsmittel
- 1 Paar unsterile Handschuhe (Nitril)
- Mund-Nasen-Schutz
- 2 sterile Kompressen 10 x 10 cm
- Infusionslösung mit verbundenem und entlüftetem Infusionsbesteck
- 1 x 10 ml NaCl 0,9 %, 1 x 10 ml Einmalspritze, 1 x Einmalkanüle (alternativ 10 ml Fertigspritze z.B. PosiFlush SP)
- Abwurf, Behälter für Spitzabwurf

Durchführung

1. Vor dem Beginn der Infusionsanlage muss die Ablagefläche gründlich desinfiziert werden.

2. Nun kann der Mundschutz angelegt werden.

3. Die Händedesinfektion muss gemäß der Empfehlungen für Händehygiene durchgeführt werden (KRINKO 2011).

4. Es reicht aus, wenn unsterile Handschuhe (Nitril) verwendet werden.

5. Das Sterilgut kann nun bereitgelegt werden.

6. Die Handschuhe müssen vor dem weiteren Vorgehen desinfiziert werden.

7. Jetzt kann der Verschlusskonus entfernt werden.

8. Eine sterile Kompresse soll unter die Konnektionsstelle gelegt werden.

9. Bei einem Portkanülen-Systemen mit Ventilmechanismus (z.B. Intrastick®-Nadel) ist es nötig, den Luer-Lock-Ansatz mit alkoholgetränkter, steriler Kompresse zu desinfizieren.

10. Eine Spritze mit 10 ml NaCl 0,9 % ansetzen und im Stop & Go-Verfahren langsam injizieren.

> Cave: Verwenden Sie nur 10 ml-Spritzen oder größer, da bei kleineren Spritzen ein zu hoher Druck auf das Portsystem ausgeübt wird!

11. Das Infusionssystem kann unter aseptischen Kautelen am Anschluss der Portnadel angebracht werden.

12. Erst jetzt kann die Infusionsgabe gestartet werden, dabei ist die Geschwindigkeit nach Anordnung des Arztes oder Angaben des Herstellers einzustellen.

13. Abschließend wird die Infusionsgabe dokumentiert.

4.8.2. Beendigung einer Infusion

Das Beenden einer Infusion wird ebenfalls nach strengen Handlungsmaßnahmen durchgeführt, wie nachfolgend beschrieben.

 Material

Für die Beendigung der Infusionsgabe müssen folgende Materialien bereitgelegt werden:

- Händedesinfektionsmittel
- Mund-Nasen-Schutz

- 1 Paar unsterile Handschuhe
- 1x 10 ml NaCl 0,9 %, 1x 10 ml Einmalspritze, 1 Einmalkanüle (alternativ 10 ml Fertigspritze z.B. posiflush sp)
- Verschlusskonus (combi)
- 1 sterile Kompresse
- Behälter für Spitzabwurf

 Durchführung

1. Als erstes muss der Mund-Nasen-Schutz angelegt werden.

2. Die Händedesinfektion muss gemäß der Empfehlungen für Händehygiene durchgeführt werden (KRINKO 2011).

3. Für das weitere Vorgehen reicht die Verwendung unsteriler Handschuhe.

4. Jetzt kann eine sterile Kompresse unter die Konnektionsstelle gelegt werden.

5. Im Anschluss kann das Infusionssystem diskonnektiert werden.

6. Der Port muss mit mindestens 10 ml NaCl 0,9 % gespült werden, dabei muss das langsam (30 s - 1 min) im Stop & Go-Verfahren instilliert werden und durchgehend auf einen positiven Druck geachtet werden.

7. Die Klemmen der Portnadel können geschlossen werden.

8. Ein neuer Verschlusskonus (combi) kann wieder aufgedreht werden.

9. Abschließend kann die Infusionsbeendigung dokumentiert werden.

4.8.3. Wechselintervalle von Infusionssystemen (RKI 2017)

▶ Infusionssysteme für reine Lipidlösungen: (max. 24 Std), nach Herstellerangaben 10-12 Std

▶ Infusionssysteme aller anderen Lösungen: max. 96 Std

▶ TPN (= Total parenterale Nährlösung): 24 Std

> Cave: Grundsätzlich gelten aber die Herstellerangaben!

4.9. **Bluttransfusionen oder venöse Blutentnahmen**

Im Regelfall sollte ein zentralvenöser Langzeitkatheter nicht zur Blutentnahme verwendet werden, wenn gute periphere Venenverhältnisse vorliegen. Bei Portkathetern und Groshong-Kathetern mit Rückschlagventil ist unter Krafteinsatz eine Aspiration von Blut möglich, jedoch die Qualität der Blutentnahme (z.B. Hb, Erythrozyten, Thrombozyten) eventuell zum tatsächlichen Befund verändert.

Unter Beachtung der bereits genannten Punktionstechnik kann wie folgt Blut über den Port entnommen werden:

1. Für die Blutentnahme und -transfusion sollte mindestens eine 20G Nadel verwendet werden.

2. Zur Blutentnahme sollte zunächst 3 ml Blut aspiriert und verworfen werden.

3. Anschließend kann die erforderliche Menge Blut entnommen werden.

4. Das System muss nach der Transfusion oder Blutentnahme sofort mit mindestens 50 ml NaCl 0,9 % gespült werden.

5. Den Portkatheter nochmals mit mindestens 10 ml NaCl 0,9 % langsam (30 s - 1 min) im Stop & Go-Verfahren spülen, immer unter Beachtung des positiven Druckes im System; gegebenenfalls müssen die vorhandenen Klemmen geschlossen oder die Nadel gezogen werden.

Literatur

Biologische Arbeitsstoffe im Gesundheitswesen und in der Wohlfahrtspflege (TRBA 250), Ausgabe: März 2014

Confido pharma. Handlungsanleitung zur Infusionstherapie. Stand Sept. 2010, Anhang

Gastmeier P, Brunkhorst F, Schrappe M, Kern W, Geffers C. Wie viele nosokomiale Infektionen sind vermeidbar? Dtsch Med Wochenschr 2010; 135:91-93

Gastmeier P, Geffers C. Nosokomiale Infektionen in Deutschland. Dtsch med Wschr 2008; 133:1111-15

Gebauer B, Teichgräber UK, Podrabsky P, Beck A, Wagner HJ. Ultraschall und durchleuchtungsgesteuerte Implantation peripher inserierter zentral?venöser Katheter (PICC). Fortschr Röntgenstr 2004; s176: 386-391.

Geffers, C; Gastmeier, P. Nosocomial infections and multidrug-resistant organisms in Germany: epidemiological data from KISS (the Hospital Infection Surveillance System) 2011. Dtsch Arztebl Int 108(6): 87-93

Hans M, Gebauer B (2011) Pflegeleitfaden PICC – Line. Charité Universitätsmedizin Berlin

Kellnhauser E, Schewior-Popp S, Sitzmann F, Geissner U, Gümmer M & Ullrich L. THIEME Pflege Professionalität erleben. Thieme (2004)

KRINKO Kommission für Krankenhaushygiene und Infektionsprävention (2011) Anforderungen an die Hygiene bei Punktionen und Injektionen. Bundesgesundheitsblatt Gesundheitsforschung Gesundheitsschutz 54:1135-1144

Robert-Koch-Institut 01/2001 "Anforderungen an die Hygiene bei der Aufbereitung von Medizinprodukten" C.2.2.3 "Transport und Lagerung"

Robert-Koch-Institut 11/2002 "Prävention Gefäßkatheter-assoziierter Infektionen", C1.3.7.3 "Punktion des Ports und Anschluß von Infusionssystemen"

Robert-Koch-Institut (b) 11/2002 "Prävention Gefäßkatheter-assoziierter Infektionen", C1.3.7.4 " Verband/ Verbandswechsel von Portsystemen"

Robert-Koch-Institut 9/2011 "Anforderungen an die Hygiene bei Punktionen und Injektionen" C.1.4.5 "Räumliche Anforderungen" und C.1.4.6 "Vorbereitung von Punktionen und Injektionen"

Robert-Koch-Institut (b) 9/ 2011"Anforderungen an die Hygiene bei Punktionen und Injektionen" C 1.4.6 "Vorbereitung von Punktionen und Injektionen"

Robert-Koch-Institut 01/2017 "Prävention von Infektionen, die von Gefäßkathetern ausgehen: Teil 1- Nichtgetunnelte Katheter Empfehlung der Kommission der Krankenhaushygiene und Infektionsprävention (KRINKO)". Bundesgesundheitsbl 2017 · 60:171–206. DOI 10.1007/s00103-016-2487-4 Online publiziert: 16. Januar 2017

Technische Regel für Biologische Arbeitsstoffe, TRBA 250, 2003

Teichgräber UKM, Gebauer B, Benter T. et al. Langfristige zentralvenöse Zugänge und deren Komplikationsmanagement. Fortschr Röntgenstr 2004; 176: 944-952

UKM, Nexus Curator, QM Handbuch, UKM übergreifende Regelungen, Dienstanweisung (DA) Delegation von ärztlichen Tätigkeiten an Pflegepersonal > "Leitfaden Delegation ärztlicher Tätigkeiten am UKM"

Katheter-Blocklösungen

5. Katheter-Blocklösungen

5.1. Die Bedeutung von Infektionen in Katheter- und Port-a-Cath Systemen

Zentralvenöse Katheter (ZVK) werden für die intravenöse Verabreichung von (Ernährungs-)Lösungen, z.B. zur parenteralen Ernährung, in der Hämodialyse sowie zur Medikamentengabe verwendet (Snaterse et al. 2010).

Dabei stellt dieser Zugangsweg eine Eintrittspforte für Mikroorganismen dar, welches ein Gefahrenpotenzial für Katheter-bedingte Infektionen birgt (Catheter-Related Infections, CRI). Darüber hinaus kann es auch zu Embolien oder speziellen technischen Komplikationen kommen. Das „National Nosocomial Infections Surveillance System" beziffert die Katheter-bezogenen Blutbahninfektionen (Catheter-Related Blood Stream Infections, CRBSI) in den USA auf 5 je 1000 Kathetertage (Snaterse et al. 2010). CRBSI stellen eine entscheidende Ursache für eine erhöhte Morbidität und Mortalität des Patienten dar. Katheterkolonisationen erfolgen vorwiegend über den extraluminalen oder auf dem endoluminalen Wege (ÖGIT et al. 2011).

Bei **Portkathetern** ist die extraluminale Besiedelung durch Mikroorganismen der Haut allerdings eher seltener Infektionsursache als in Kurzzeitkathetern. Die Übertragung von Erregern bei Insertionen kann durch striktes antiseptisches Vorgehen weitestgehend vermieden werden. Die häufigste Infektionsursache bei Portsystemen stellt die kontaminierte Portnadel dar, mit der Substanzen in die Kammer appliziert werden. Auch hämatogene Ursachen, durch die Streuung eines Infektionsherdes in die Blutbahn, können verantwortlich für eine CRBSI sein (Vescia et al. 2008). Eine bakterielle Translokation ist bei Patienten mit Kurzdarmsyndrom untersucht (Pichler et al., 2010). Nosokomiale Infektionen sind allerdings zumeist hauptsächlich für die Kathetersepsis verantwortlich. Der intraluminale Infektionsweg über Infusionslösungen oder parenteral verabreichte Ernährungslösungen ist eher selten (ÖGIT et al. 2011).

5.2. Die Bedeutung von Biofilmen in zentralvenösen Zugangssystemen

Für die kurzzeitig verwendeten ZVK (7-10 Tage) stellt dagegen die Haut rund um die Eintrittsstelle des Katheters die größte Besiedelungsfläche für Mikroorganismen dar. Diese Hautflora kann sich eigenständig weiter entlang der äußeren Oberfläche in den subkutan gelegenen Katheterteil ausweiten. Aber auch die Hände der Ärzte und des Pflegepersonals während der Kathetermanipulation bergen die Gefahr der Bakterienübertragung auf den Patienten. Gerade die kontaminierten Katheter-Anschlussstellen sind ein Hauptrisikofaktor für die Entwicklung eines Biofilms (Snaterse et al. 2010). Erfolgt die Kontaminierung hierüber, können die Mikroorganismen in tiefere Abschnitte des Katheters einwandern, kolonisieren und weitere Bakterien anziehen (Niyyar et al. 2012). Nahezu alle venösen Katheter entwickeln innerhalb kurzer Zeit einen Biofilm. Insbesondere grampositive Kokken können an Oberflächen von Kathetern einen schleimartigen Überzug bilden (Niyyar et al. 2012, Peters et al. 1982). Dieser gewährleistet Mikroorganismen eine eigenständige schutzgebende Lebensform, die zugleich auch eine verbesserte Adhärenz anderer Keime ermöglicht. Nach der Anhaftung an die Katheteroberfläche bilden die Erreger einen Biofilm mit einer extrazellulären Matrix aus Polysacchariden, Proteinen und extrazellulären Nukleinsäuren. Für die CRI-Entwicklung befinden sich in dem Biofilm entscheidende Erreger wie S. epidermidis, S. aureus, Koagulase-negative Staphylokokken oder auch Candida-Arten. Gerade dieses Zusammenspiel der verschiedenen Mikroorganismen macht den Biofilm gegenüber äußeren Einflüssen besonders resistent. So sind die unterschiedlichen Bakterienarten je nach ihren individuellen Stoffwechseleigenschaften, ihrem Sauerstoff- und Nährstoffbedarf, entweder eher in der Außenschicht oder im Inneren des Biofilms lokalisiert. Diese Anpassungsfähigkeit erklärt besonders gut, warum auch mit Antibiotika diese dreidimensionale Matrix nur bedingt geschädigt oder durchdrungen werden kann (ÖGIT et al. 2011). Ist der Katheter erst einmal mit Bakterien kolonisiert, stellt dies die Vorbedingung für eine Infektion dar (Snaterse et al. 2010). Im Gegensatz zu verschiedenen Antibiotika (überraschenderweise nicht Vancomycin) können insbesondere die antiseptischen Blocklösungen Ethanol und TauroLock den von S. aureus gebildeten Biofilm am besten inaktivieren (Hogan et al, 2016).

5.3. Stellenwert von Katheter-Blocklösungen

Zum Infektionsschutz bzw. zur Erhaltung der Durchgängigkeit eines Katheters können Katheter-Blocklösungen, auch Katheter-Locklösungen genannt, eingesetzt werden.

> Insbesondere bei Hochrisikopatienten oder Patienten mit wiederkehrenden Katheter-Infektionen ist die Anwendung von prophylaktischen antimikrobiellen Blocklösungen, gemäß der Healthcare Infection Control Practices Advisory Committee (HICPAC) Leitlinien, indiziert (O'Grady et al. 2011).

Hierfür wird die Lösung in das Katheterlumen instilliert und nach einer festgelegten Verweildauer wieder entnommen, verworfen und anschließend der Katheter gespült (O'Grady et al. 2011, Snaterse et al. 2010). Das pulsatile Spülen ist hierbei von großer Bedeutung (Goossens 2015, Ferroni et al., 2014, Guiffant et al., 2013). Mit Hilfe einer Katheter-Blocklösung kann ebenfalls die Durchgängigkeit des Zugangsweges aufrechterhalten werden. Zu bedenken ist, dass ein Teil der Blocklösung ins Blut übergeht, weshalb die Lösung physiologisch sicher sein muss (Herdeis 2012).

> Die ideale Blocklösung muss daher mehrere Bedingungen erfüllen. Sie sollte:
> * Infektionen vermeiden können
> * antithrombotisch wirksam sein
> * gut verträglich sein

In den letzten Jahren wurden unter diesen Aspekten viele verschiedene Blocklösungen entwickelt und in zahlreichen klinischen Studien erprobt. Im Folgenden werden die gängigen Blocklösungen sowie deren Kombinationen mit ihren jeweiligen Vor- und Nachteilen diskutiert, um einen Überblick über das vielfältige Angebot zu geben.

5.3.1. Natriumchlorid (NaCl)

Die physiologische Kochsalzlösung ist zwar sehr gut verträglich für den Menschen, doch ist sie weder für die Vermeidung von Katheter-Infektionen noch für die Erhaltung der Durchgängigkeit des Zugangswegs geeignet. NaCl sollte daher für gewöhnlich ausschließlich zum Spülen des Kathetersystems verwendet werden oder um Rückstände, wie Blut oder Medikamente aus dem System zu beseitigen (Herdeis 2013, Goossens 2015).

In einer kürzlich veröffentlichten offenen, randomisierten klinischen Studie konnte jedoch gezeigt werden, dass selbst physiologische Kochsalzlösung im Vergleich zu Heparin als Blocklösung für Portkatheter nicht unterlegen ist. Dabei traten 0,03 CRBSI pro 1000 Kathetertage in der normalen Kochsalzlösungsgruppe auf, in der Heparingruppe dagegen 0,10 CRBSI pro 1000 Kathetertage. Außerdem war auch die Applikation der Lösung mit NaCl wesentlich einfacher und mit weniger Problemen verbunden (Goossens et al. 2013).

5.3.2. Heparin

Traditionell gilt Heparin als sog. „Goldstandard" der Blocklösungen. Die Fähigkeit in Wechselwirkung mit verschiedenen Proteinen treten zu können und die sich daraus ergebenden zahlreichen biochemischen Wirkmechanismen machen Heparin als Blocklösung interessant. Heparin bindet an Antithrombin. Durch dieses aktivierte Antithrombin wird Thrombin und Faktor Xa um den Faktor 1000 gehemmt und damit eine antikoagulative Wirkung ausgelöst (Capila et al. 2002).

Aufgrund der Nebenwirkungen, der fehlenden antimikrobiellen Wirkung und der Förderung der Biofilmbildung dürfte Heparin jedoch nicht die optimale Wahl für eine Blocklösung darstellen.

 Dosierung

Unter den Fachgesellschaften herrscht bislang noch keine Einigkeit über die optimale Heparin-Konzentration in der Katheterblocklösung, wobei diese auch stark vom Einsatzgebiet abhängig ist. So werden besonders niedrige Dosen an Heparin (100 IU/ml) vorzugsweise in der parenteralen Ernährung und in der Onkologie eingesetzt, da mit geringerem Blutkontakt auch der Heparinbedarf sinkt (Herdeis 2012). Heparinlösungen in der

Konzentration von 5000 IU/ml werden hauptsächlich als Blocklösungen in der dialysefreien Zeit eingesetzt (Herdeis 2012).

 Nebenwirkungen

Die Heparinmenge, die in den Katheter instilliert wird und dort verweilt, ist abhängig vom Füllvolumen des Katheters. Zu bedenken ist hierbei, dass etwa 15 % der Lösung in den Blutkreislauf gelangen können (Polaschegg et al. 2003, Agharazii et al. 2005). Heparin ist zwar ein wirksames und häufig eingesetztes Mittel zur Prävention von Thrombosen, dennoch kann es zu Nebenwirkungen kommen. So kann es eine erhöhte aktivierte partielle Thromboplastinzeit auslösen, welche wiederum zu einem erhöhten Blutungsrisiko führt und eine Heparin-induzierte Thrombozytopenie auslösen kann (Karaaslan et al. 2001, Niyyar et al. 2013). Die Wirksamkeit von geringeren Heparindosen (1000 U/ml) wurde in verschiedenen kleineren Studien untersucht und zeigte nur minimale Nebenwirkungen. Die Studien konnten keinen Unterschied hinsichtlich der Inzidenz von Katheter-Dysfunktionen feststellen, aber es kam signifikant zu einer vermehrten Verwendung von Fibrinolytika z.B. Urokinase oder dem gewebespezifische Plasminogenaktivator r-tpa, um die Durchlässigkeit des Katheters zu erhalten (Thomas et al. 2007; Holley et al. 2007; Ivan et al. 2010).

 Biofilmbildung

Heparin kann Katheter-assoziierte Infektionen nicht verhindern. So weisen neuere Forschungsergebnisse darauf hin, dass Heparin die Biofilmbildung induziert bzw. das Wachstum beschleunigt. Heparin ist ein Oligosaccharid, welches einen idealen Nährboden für Erreger bietet und besonders in Anwesenheit von S. aureus, im Inneren von Kathetern und Portsystemen, die Biofilmbildung fördert. Höhere Konzentrationen (5000 IU/ml) führen dabei schneller zu einer Biofilmbildung als niedrigere Konzentrationen (Herdeis 2012, Shanks et al. 2006, Shanks et al. 2005).

> Die Amerikanische Gesellschaft für Diagnostik und interventionelle Nephrologie empfiehlt nun die Verwendung von 1000 IU/ml Heparin oder 4 % igem Citrat als geeignete Katheter-Blocklösungen.

Höhere Konzentrationen an Heparin sollten Patienten mit erhöhten Anzeichen einer Katheterthrombose vorbehalten sein (Moran et al. 2008). Dagegen sollten Heparinkonzentrationen von 10.000 IU/ml, wie sie teilweise in den USA eingesetzt werden, nicht verwendet werden. Es ist bislang nicht bewiesen, dass mit sehr hohen Heparinkonzentrationen auch die Durchgängigkeit des Katheters steigt. Dafür ist, wie bereits beschrieben, die Wahrscheinlichkeit für Blutungsneigungen umso höher, je mehr Heparin aus dem Katheter in die Blutbahn austritt (Herdeis 2012). Die oben aufgeführten Bedenken haben zu einem abermaligen und beschleunigten Suchen nach alternativen Katheter-Blocklösungen geführt.

5.3.3. Citrat

Grundsätzlich muss man unterscheiden zwischen einer niedrig konzentrierten (4 %) Citratlösung und den hochkonzentrierten Citratlösungen (30 % und 46,7 %).

4%ige Natriumcitratlösung wirkt als lokaler Gerinnungshemmer, indem es mit den im Blut vorliegenden Calciumionen einen Komplex bildet, welcher zu einer Blockade des calciumabhängigen Gerinnungsweges und einer verminderten Fibrinbildung führt.

> In zahlreichen Publikationen konnte gezeigt werden, dass die Erhaltung der Katheterdurchlässigkeit mit 4 %iger Natriumcitratlösung vergleichbar zu Heparin ist (Yon et al. 2013, Bevilacqua et al. 2011, MacRae et al. 2008; Grudzinsiki et al. 2007; Lok et al. 2007; Meeus et al. 2005; Hendrickx et al 2001; Buturovic et al. 1998).

Höhere Citratkonzentrationen wurden in einigen Studien auch während der hämodialysefreien Zeit in Kathetern verwendet, hierbei zeigten sich jedoch mögliche Nebenwirkungen (Weijmer et al. 2005; Polaschegg et al. 2003). Mehr als doppelt so viele Personen aus der Citrat-Gruppe als aus der Heparin-Gruppe verzeichneten Nebenwirkungen wie einen metallischen Geschmack oder periorale Parästhesien im direkten Anschluss an das Blocken des Katheters. Diese Symptome verschwanden auch nicht bei Verwendung geringerer Volumina der Blocklösung (Weijmer et al. 2005), da die hohe Dichte der 30 bzw. 46,7 %igen Citratlösung in Folge der Schwerkraft einen Austritt der Blocklösung aus dem Zugangssystem in den Blutstrom bewirkt.

Weitere Studien verglichen das Blocken mit Heparin-freien Lösungen, wobei Citrat (46,7 % ig als auch 4 % ig) als einziges Antikoagulans verwendet und mit Heparinlösungen von 5000 IU/ml verglichen wurde (Solomon et al. 2012; Power et al. 2009). Innerhalb der Citratgruppen kam es zu einer Verdoppelung der Thrombolytika-Verwendung sowie zu einer Zunahme an Nebenwirkungen in der Gruppe mit hochkonzentriertem Citrat (Power et al. 2009). In einer kürzlich veröffentlichten In vitro-Untersuchung konnte gezeigt werden, dass es bei der Verwendung von höheren Citratkonzentrationen zu einer Proteinausfällung im Lumen des Hämodialysekatheters kommt (Schilcher et al. 2012). Dies könnte die Lungenembolien, die gelegentlich bei Patienten mit hyperosmolaren Citratlösungen auftreten, erklären (Willicombe et al. 2010).

Dabei schien hochkonzentriertes Citrat (30 % und 46,7 %) zusätzlich auch noch eine ideale Blocklösung für die Prävention von Katheter-bezogenen Bakteriämien und damit zur Verringerung des Mortalitätsrisikos zu sein (Weijmer et al. 2005, Bosma et al. 2010; Winnett 2008). Dies konnte aber in einer weiteren Studie nicht bestätigt werden. In einer randomisierten kontrollierten Studie wurde 46,7 %iges Natriumcitrat mit 5000 U/ml Heparin verglichen. Es konnte keine signifikante Verbesserung der Katheter-assoziierten Bakteriämie festgestellt werden (Power et al. 2009). Eine aktuelle randomisierte, doppelblinde Studie zeigt sogar eine signifikante Unterlegenheit von 30 %igem Citrat gegenüber 5000 U/ml Heparin (Barcellos et al., 2017). Hohe Konzentrationen an Citrat können darüber hinaus zur Calciumkomplexbildung und nachfolgend zu Hypocalciämie führen, wodurch ventrikuläre Tachykardien, kardiale Arhythmien, thromboembolische Ereignisse und ein plötzliches Versterben resultieren kann (Bleyer 2007; Herdeis 2012). Nach dem Tod eines Patienten aufgrund eines Herzstillstands nach der Instillation von 46,7 % Natriumcitratlösung in einen neu angelegten Hämodialyse-Katheter drängte bereits im April 2000 die amerikanische Arzneimittelzulassungsbehörde (Food and Drug Administration) auf den Verwendungsstopp von hochkonzentriertem Citrat als Blocklösung (Bleyer 2007).

Der mit nur sehr geringen Nebenwirkungen behafteten niedrig konzentrierten 4 % igen Citratlösung konnte bisher keine antibakterielle Wirkung nachgewiesen werden (Grudzinski et al. 2007; MacRae et al. 2008). Dabei wird in dem Positionspapier von 2010 der European Renal Best Practice (ERBP) postuliert, dass niedrige Citratkonzentrationen von 4 % die gleiche Wirksamkeit wie hochkonzentriertes Citrat in der Vermeidung von Katheter-Infektionen hätten. Die angeführten Studien in den ERBP-Empfehlungen erbringen jedoch nicht den wissenschaftlichen Beleg, da sie entweder mit hochkonzentrierten Citratlösungen (30 % und 46,7 %) arbeiteten (Weijmer et al. 2005; Winnett et al. 2008) oder Taurolidin (1,35 %) in der Blocklösung mit enthalten war (Allon et al. 2003; Betjes et al. 2004) oder das Studiendesign keine Rückschlüsse erlaubt (Lok et al. 2007) bzw. die Ergebnisse laut Autor mit Vorsicht interpretiert werden sollen (müssen).

> So ist zurzeit lediglich die Kombination von 4 %igem Citrat mit einer anderen antimikrobiell wirksamen Substanz, wie z.B. Taurolidin, empfehlenswert (Herdeis et al. 2013, Labriola and Pochet 2017).

5.3.4. Gewebespezifischer Plasminogenaktivator (r-tpa)

Der rekombinante gewebespezifische Plasminogenaktivator (r-tpa) wirkt fibrinolytisch. r-tpa wirkt zum einen prophylaktisch und zum anderen können auch bereits gebildete Thromben aufgelöst werden. Eine multizentrische, randomisierte, kontrollierte Doppelblind-Studie untersuchte den Effekt von r-tpa (1,0 g pro Lumen) an Patienten, die sich einer Langzeit-Hämodialysetherapie unterzogen (Hemmelgarn et al. 2011). Bei allen Kathetern handelte es sich um Erstanlagen. Die Patienten in der r-tpa Gruppe erhielten zweimal pro Woche Heparin und einmal r-tpa, die Kontrollgruppe erhielt als Standard Heparin (5000 IU/ml) dreimal pro Woche als Katheterlock. Primärer Endpunkt war die Katheterdurchlässigkeit und sekundärer Endpunkt die Katheter-bezogene Bakteriämie. Ergebnis war eine um 14 % signifikant reduzierte Inzidenz von Katheterdysfunktionen sowie ein um 8,5 % vermindertes Risiko für eine Katheter-bezogene Bakteriämie in der Interventionsgruppe ohne das Risiko für Blutungen oder andere Nebenwirkungen zu erhöhen. r-tpa besitzt keine antimikrobielle Aktivität. Die Reduktion der Katheterinfektionen beruht offensichtlich auf der reduzierten Thrombenbildung im Katheterlumen. Sessile Keime lassen sich gerne auf Thromben nieder und erhöhen somit die Gefahr einer Katheterinfektion. Eine systematische Übersichtsarbeit und Metaanalyse beschäftigt sich mit der Wirksamkeit von Antikoagulantien als Blocklösungsmittel bei Hämodialysepatienten. Hierfür wurden alle gegenwärtigen randomisiert kontrollierten Studien eingeschlossen, die den Kriterien entsprachen. Ergebnis ist, dass r-tpa als einzige Blocklösung in der Antikoagulationsgruppe auch zu einer Senkung von Katheterdysfunktionen, einschließlich Thrombosen, führt (Wang et al. 2013). Da der prophylaktische Einsatz von r-tpa vergleichsweise teuer ist, sind weitere Studien notwendig, um sowohl seine Wirksamkeit als auch den Kosten-Nutzen-Aspekt gründlicher zu überprüfen (Hemmelgarn et al. 2011; Wang et al. 2013).

5.3.5. Ethanol

Der Wirkmechanismus von Ethanol ist vorrangig über seine unspezifische Proteindenaturierung vermittelt sowie der Fähigkeit selbst Biofilme zu infiltrieren und sterilisieren. Ethanol wirkt dabei gegen eine große Bandbreite von Bakterien und Pilzen. Eine Resistenzentwicklung gegenüber Ethanol ist derzeit nicht bekannt und auch die Nebenwirkungen sind, verglichen mit anderen Blocklösungen, eher gering. Somit stellt Ethanol ein kostengünstiges Antiseptikum dar (Corrigan et al. 2013; Balestrino et al. 2009). In-vitro-Studien konnten zeigen, dass 70 %iges Ethanol sowohl planktonische also auch sessile Mikroorganismen, die häufig bei Katheter-assoziierter Bakteriämie auftreten, beseitigen kann (Shenep et al. 2011). In einer prospektiven, randomisierten Doppelblind-Studie wurde 70 %iges Ethanol mit heparinisiertem NaCl hinsichtlich der Prävention von Katheter-assoziierten Bakteriämien bei onkologischen Patienten verglichen. Die Inzidenz von Katheter-assoziierten Bakteriämien war signifikant niedriger in der Ethanol-Gruppe (0,60 vs. 3,11 pro 1000 Kathetertage) (Sanders et al. 2008).

Die systemische Aufnahme von Ethanol, eine Erhöhung der Katheterdysfunktion (Kayton et al. 2010) und der Effekt von langfristigem Ethanoleinsatz auf die Katheterintegrität haben den Einsatz von Ethanol in der Praxis allerdings reduziert (Mermel 2014). Da In-vitro-Untersuchungen aber nur minimale Veränderungen der Struktur von Silikon-Kathetern aufzeigen konnten, sind anfängliche Bedenken über die negativen Auswirkung von Ethanol als Blocklösung auf Polyurethan-Katheter wieder in den Hintergrund getreten (Guenu et al. 2007; Bell et al. 2006). Aussagekräftige Studien zur Überprüfung der Wirksamkeit von Ethanol als Blocklösung zur Prävention und Therapie von Katheter-bezogenen Infektionen stehen aktuell noch nicht zur Verfügung (Tan et al. 2014). Eine aktuelle Übersichtsarbeit, welche alle bisher publizierten Forschungsarbeiten einschließt, kommt zu dem Schluss, dass die prophylaktische Anwendung von Ethanol als Blocklösung Infektionen und Katheterexplantationen vermindern und darüber hinaus die Wirkung von systemischen Antibiotika verstärken kann (Tan et al. 2014). Diese Annahme liegt vor allem in einer prospektiven randomisierten Doppelblind-Studie begründet (Sander et al. 2008). Patienten mit einer Chemotherapie aufgrund hämatologischer Malignome oder einer hämatopoetischer Zelltransplantation wurden präventiv entweder intraluminal mit einer Blocklösung aus 70 %iger Ethanol-Wasserlösung oder mit einer Heparin-Kochsalzlösung behandelt. In den Behandlungsperioden mit der Ethanol-Wasserlösung traten im Gegensatz zu der Heparin-Kochsalzlösung 3 vs. 11 bzw. 0,6 vs. 3,11 CRBSI pro 1000 Kathetertage auf (Sander et al. 2008).

> Trotz der positiv zu wertenden Studienergebnisse bleibt es weiter zu erforschen, ob der prophylaktische Einsatz von Ethanol sinnvoll ist und ob es hierbei zu einem vermehrten Auftreten von Katheterdysfunktionen kommen kann (Rajpurkar et al. 2014; Abu-El-Haija et al. 2014, Mermel, 2014).

5.3.6. Antibiotika

Aufgrund ihrer breiten antimikrobiellen Wirkung werden Antibiotika meist in Kombination mit Citrat und (oder) Heparin gelöst in Wasser als Katheterblocklösungen bei Patienten eingesetzt, bei denen der Katheterhalt von besonderer Priorität ist. Dabei können die antibiotischen Mittel mit einem Antikoagulans kombiniert werden, um Katheter-assoziierte Blutstrominfektionen zu behandeln. Frühere Ergebnisse aus randomisierten kontrollierten Studien haben gezeigt, dass die Wirksamkeit von Antibiotika-Blocklösungen eher moderat ist und mit beträchtlichen Nebenwirkungen verbunden sein kann. Neuere Erkenntnisse können jedoch die Wirksamkeit und Sicherheit dieser Therapie wiederum belegen (Fernández-Hidalgo et al. 2014). Die Übersichtsarbeit von Niyyar et al. 2013 setzt sich kritisch mit den gegenwärtigen Studien auseinander, so dass der Artikel für den folgenden Abschnitt als Grundlage dient. Die Kombination von niedrig dosiertem Gentamicin mit Citrat (320 g/ml Gentamicin in 4 % Citrat) wurde in einer randomisierten multizentrischen Studie mit einer Standard Heparin-Blocklösung (1000 U/ml) verglichen. In diesem Rahmen wurden 303 Patienten über einen Zeitraum von fünf Jahren zeitgleich mit den beiden Blocklösungen behandelt. Die Prävalenzrate sowie die Zeit bis zur ersten Episode einer Katheter-bezogenen Bakteriämie war signifikant geringer in der Gentamicin-Citrat-Gruppe als in der Vergleichsgruppe mit Heparin (Moran et al. 2012). In der Gentamicin-Citrat-Gruppe konnte ferner kein vermehrter Einsatz von Thrombolytika festgestellt werden (Moran et al. 2012). In früheren Arbeiten wurde eine Resistenzbildung im Zusammenhang mit der Verwendung von Gentamicin (Landry et al. 2010) sowie eine systemische Toxizität in höheren Konzentrationen (Dogra et al. 2002) aufgezeigt. Dies konnte jedoch in der fünfjährigen Beobachtungszeit sowie der anschließenden dreijährigen Nachbeobachtungszeit in der Studie von Moran et al. (2012) nicht bestätigt werden.

Eine Vielzahl weiterer antibiotischer Blocklösungen, unter anderem Vancomycin, Cefazolin und Cefotaxim, standen als potentielle Katheter-Blocklösungen im Mittelpunkt der Forschung (Niyyar et al. 2013). Untersucht wurden sie sowohl allein gegen einen spezifischen Mikroorganismus oder in Kombination, häufig mit Antikoagulanzien wie Heparin oder Ethylendiamintetraessigsäure (EDTA), für ein breiteres Wirkungsspektrum (Dogra et al. 2002; Sofroniadou et al. 2012; Kim et al. 2006, McIntyre et al. 2004; Nori et al. 2006; Saxena et al. 2006; Campos et al. 2011; Bleyer et al. 2005). Jede dieser Kurzzeitstudien konnte dabei die positiven Wirkungen von antibiotischen Blocklösungen hinsichtlich der Prävention einer Katheter-assoziierten Bakteriämie belegen. Entgegen dieser positiven Datenlage muss trotzdem die systemisch toxische Wirkung auf den Organismus

und die Möglichkeit einer Resistenzbildung antibiotischer Blocklösungen beachtet werden (Allon et al. 2008; O'Grady et al. 2011; Niyyar et al. 2013). Eine Meta-Analyse von Labriola et al. (2008) konnte ebenso zeigen, dass das Risiko einer Katheter-assoziierten Bakteriämie dreimal geringer war, wenn eine antibiotisch-antimikrobielle Blocklösung verwendet wurde. Allerdings war hier die Inzidenz Katheter-assoziierter Bakteriämien ähnlich niedrig wie in anderen Hämodialyseeinrichtungen mit gleichermaßen niedrigen Inzidenzraten (Labriola et al. 2008). Die Autoren führten dies auf die akribischen Infektionskontrollen und Hygienemaßnahmen zurück (Niyyar et al. 2013).

> Im Vordergrund präventiver Maßnahmen sollte daher eine entsprechende Schulung für das gesamte Dialyse-Fachpersonal hinsichtlich einer sorgfältigen und sterilen Katheterpflege stehen (Bleyer 2007).
> Die zusätzliche Verwendung von prophylaktischen antimikrobiellen Blocklösungen sollte für **Hochrisiko-Patienten**, wie Diabetespatienten, Patienten mit einem gehäuften Auftreten von Katheter-assoziierten Bakteriämien oder Patienten, bei denen eine Bakteriämie dramatische Folgen hätte (mit künstlichen Herzklappen, Herzschrittmachern etc.), angewendet werden (Bleyer 2007).

■ Antibiotische Imprägnierung von Kathetern

Ein weiteres interessantes Forschungsfeld des Antibiotikaeinsatzes betrifft die antibiotische Imprägnierung von Kathetern vor Implantation. In einer aktuell veröffentlichten retrospektiven Studie konnte bei einem Vergleich von konventionellen peripher eingeführten zentralvenösen Kathetern (PICC-Line) oder antibiotisch imprägnierten PICC-Lines hinsichtlich der Katheter-bezogenen Infektionen ein 15-fach häufigeres infektionsfreies Überdauern der Katheter bei Kindern festgestellt werden (Baskin et a. 2014). Überdies war die Katheter-bezogene Infektionsrate bei Kindern mit einem Darmversagen und antibiotisch imprägnierten PICC-Line deutlich reduziert (1,49 vs. 10 Infektionen pro 1000 Kathetertage).

5.3.7. Taurolidin

Ein Lichtblick unter den derzeitigen Blocklösungen scheint ein neues antiseptisches, antimikrobielles Mittel zu sein. Hierbei handelt es sich um Taurolidin, ein Derivat der Aminosäure Taurin. Das Mittel wirkt gegen ein breites Spektrum von Mikroorganismen und darüber hinaus vermutlich auch der Bildung von Biofilmen entgegen (Zwiech et al. 2013). N-Methylol-Derivate interagieren dabei mit Komponenten der Bakterienzellwände, was zu einer irreparablen Schädigung der Bakterien führt (Liu et al. 2013). Zudem scheint Taurolidin in vitro auch die Anhaftung von Bakterien an menschlichen Epithelzellen zu reduzieren (Gorman et al. 1987). Der Vorteil anderer Katheter-Blocklösungen gegenüber liegt darin, dass sie auch in hohen Konzentrationen lokal anwendbar sind. Taurolidin wird im Blut innerhalb von zwei Stunden wieder zu Taurin enzymatisch hydrolisiert und damit abgebaut. Selbst bei einer Überinstillation in das Katheterlumen oder beim „flushen" zeigen sich keine schwerwiegenden Nebenwirkungen (Herdeis 2012). Des Weiteren konnte eine Resistenzentwicklung, wie sie etwa bei Antibiotika typisch ist, bislang nicht beobachtet werden. Dies mag in der Wirkungsweise von Taurolidin begründet liegen, welche eher einem Desinfektionsmittel als einem Antibiotikum ähnelt (Shah et al. 2002). Solomon et al. (2010) verglichen in einer randomisiert kontrollierten Doppelblind-Studie die Kombination von 1,35 % Taurolidin und 4 % Citrat mit 5000 IU/ml Heparin als Katheter-Blocklösungen an 110 Hämodialysepatienten mit neu angelegten Kathetern (Solomon et al. 2010). Es gab weniger Infektionen in der Taurolidin-Citrat-Gruppe als in der Kontrollgruppe mit Heparin, wenn auch nicht signifikant (1,4/1000 vs. 2,4/1000 Patiententage; p=0,1). Die Signifikanz wurde verfehlt aufgrund Berücksichtigung zweier Infektionen, die - wie vom Autor erläutert - naheliegender Weise keine Katheter-assoziierten Infektionen waren.

Die Verwendung von Thrombolytika war in der Taurolidin-Citrat-Gruppe jedoch signifikant (2.1 % aller Dialysen vs. 0,9 % aller Dialysen) erhöht. Solomon et al. (2012) führten im Anschluss eine erneute Studie, diesmal mit einer Kombination aus Taurolidin-Citrat und 500 U/ml Heparin durch. 106 Patienten wurden entweder mit der Taurolidin-Citrat-Heparin-Lösung oder mit einer Taurolidin-Citrat-Lösung oder nur mit Heparin behandelt. Die Taurolidin-Citrat-Heparin-Lösung reduzierte die Notwendigkeit für Thrombolytika im Vergleich zu der Taurolidin-Citrat-Gruppe signifikant, wobei diesbezüglich kein Unterschied zur reinen Heparin-Gruppe gezeigt werden konnte. Die Katheter-bezogenen Bakteriämien waren in den beiden Taurolidin-Gruppen signifikant niedriger als in der Heparin-Gruppe (1,33 Taurolidin-Citrat-Heparin, 1,22 Taurolidin-Citrat und 3,25 Heparin pro 1000 Kathetertage).

Dümichen et al. (2012) konnten in einer randomisiert kontrollierten Studie an 70 pädiatrischen Onkologie-Patienten kein vermehrtes Auftreten von Katheterokklusionen in der Taurolidin-Citrat-Gruppe im Gegensatz zu der Heparin-Gruppe feststellen (2 in der Heparin-Gruppe vs. 3 in der Taurolidin-Citrat-Gruppe). Aber es konnte eine signifikante Reduktion von Katheter-bezogenen Infektionen in der Taurolidin-Citrat Gruppe gezeigt werden (0,3 vs 1,3 Infektionen pro 1000 Kathetertage; p=0,03). Zu ähnlichen Ergebnissen kamen auch Handrup et al. (2013) in einer prospektiven randomisierten Studie an 112 pädiatrischen Onkologie-Patienten mit neuen zentralvenösen Kathetern. Die Patienten wurden entweder einer Taurolidin (1,35 %)-Citrat (4 %)-Heparin (100 IU/ml)-Blocklösung oder einer Kontrollgruppe mit Heparin zugewiesen. Die Interventionsgruppe hatte eine signifikant geringere Infektionsrate als die Kontrollgruppe (0,4 vs. 1,4 pro 1000 Kathetertage). Im Bereich der Erwachsenenonkologie zeigt eine kürzlich veröffentlichte randomisierte Studie erhebliche Kostenersparnisse bei der Verwendung von TauroLock^TM im Vergleich zu der von Kochsalzlösung (Longo et al., 2017). Nur wenige Studien haben bislang die Wirkung von Taurolidin als Blocklösung bei Hochrisiko-Patienten untersucht. Eine prospektive randomisierte Open-Label-Studie verglich Taurolidin 2 % mit Heparin (150 U/ml) an 30 parenteral ernährten Kurzdarm-Patienten mit einer kürzlich entwickelten Katheter-bezogenen Bakteriämie (Bisseling et al. 2010). Die Taurolidin-Gruppe zeigte dabei weniger Neuinfektionen als die Kontrollgruppe mit Heparin. In der Taurolidin-Gruppe trat eine Neuinfektion in 5370 Kathetertagen auf, während es in der Kontrollgruppe zu zehn Neuinfektionen innerhalb von 4939 Kathetertagen kam. Kaplan-Mayer-Analysen zeigten darüber hinaus eine statistisch signifikant längere infektionsfreie Zeit in der Taurolidin-Gruppe (641 Tage vs. 176 Tage). Eine neuere kleinere Studie von Al-Amin et al. (2013) an 9 Patienten mit ≥2 Katheter-bezogenen Bakteriämien in den letzten 6 Monaten vor Studieneinschluss konnte ebenfalls eine bemerkenswerte Reduktion der mittleren Infektionsrate von 6,39 auf 0 pro 1000 Kathetertagen unter der Verwendung von Taurolidin-Citrat-Blocklösung feststellen. Auch Saunders et al. (2014) konnten zeigen, dass die Verwendung von Taurolidin die Infektionsrate von 5,71 auf 0,99 hochsignifikant senkt.

> Trotz der sehr erfolgversprechenden Studienlage für Kombinationspräparate mit Taurolidin müssen auch hier Ergebnisse randomisierter kontrollierter Doppelblind-Studien mit größeren Fallzahlen und längeren Nachbeobachtungszeiträumen abgewartet werden, bevor eine abschließende Empfehlung eindeutig ausgesprochen werden kann.

5.4. Ausblick

In Hinblick auf die gegenwärtige Studienlage werden immer weitere Blocklösungsmittel auf den Markt gebracht, um die Inzidenz der Katheter-assoziierten Infektionen weiter zu reduzieren sowie Katheterdysfunktionen und Explantationen zu vermeiden.

Niyyar et al. (2013) heben in ihrem Übersichtsartikel insbesondere eine neu entwickelte Lösung zur Blockung von Kathetern hervor. Diese besteht aus 7 % Natriumcitrat, 0,05 % Methylenblau und 0,165 % Paraben (C-MB-P). In vitro-Tests konnten starke antimikrobielle Eigenschaften sowohl gegen planktonische als auch sessile Mikroorganismen zeigen (Steczko 2009). Im Rahmen einer prospektiven, randomisierten Open-Label-Studie wurde die Sicherheit und Wirksamkeit dieser C-MB-P-Blocklösung für die Erhaltung der Katheterdurchlässigkeit und Reduktion von Katheter-assoziierten Bakteriämien untersucht (Maki et al. 2011). Insgesamt wurden hierfür 407 Patienten, 201 in der Citrat-Methylenblau-Paraben-Gruppe und 206 in der Heparin-Kontrollgruppe, über einen Beobachtungszeitraum von 6 Monaten in die Studie eingeschlossen. Es konnten 49.565 Kathetertage ausgewertet werden. In der Citrat-Methylenblau-Paraben-Gruppe traten signifikant

weniger Katheter-assoziierte Bakteriämien auf als in der Heparin-Kontrollgruppe (0,24 vs. 0,82 pro 1000 Kathetertage). In der anderen Gruppe wurde ein etwas höherer Verbrauch an Fibrinolytika beobachtet (16,4 % aller Dialysen vs. 14,8 % aller Dialysen. Erwähnenswert ist dabei, dass in der Heparin-Kontrollgruppe neun Patienten verstarben (zwei davon aufgrund eines septischen Schocks, einer aufgrund einer intrakraniellen Blutung) und in der Interventionsgruppe insgesamt zwei Patienten verstarben (einer aufgrund einer Pneumonie, einer aufgrund einer anderen kardialen Ursache) (Maki et al. 2011). Diese innovative Blocklösung ist bislang allerdings durch die amerikanische Arzneimittelzulassungsbehörde (U.S. Food and Drug Administration) nicht zugelassen (Niyyar et al. 2013).

Überdies bleibt abzuwarten, welche möglichen Langzeitfolgen, wie beispielsweise eine Resistenzbildung, sich aus der Behandlung mit C-MB-P-Blocklösung ergeben. Die aktuelle Datenlage präferiert keine antimikrobielle Blocklösung gegenüber einer anderen.

Das ideale Blocklösungsmittel scheint dabei noch nicht gefunden und die Ergebnisse der aktuellen Studien sind aufgrund vieler Faktoren limitierend. Zumeist wird nur eine sehr geringe Anzahl an Patienten in die Studien mit eingeschlossen und die meisten Forschungsprojekte haben nur kurze Followup- Zeiten, so dass über etwaige Neben- und Langzeitwirkungen sowie Resistenzbildungen kaum Daten zur Verfügung stehen. Ebenso erschwert die Verwendung unterschiedlicher Blocklösungen in unterschiedlichen Kombinationen und Konzentrationen eine Vergleichbarkeit der Studien.

> Die Kombination von antiseptischen und antikoagulatorischen Katheter-Blocklösungen gibt einen vielversprechenden Trend in der Wissenschaft an. Hier besteht allerdings noch weiterer Forschungsbedarf.

Literatur

Abad CL, Safdar N(2012) Catheter-related bloodstream infections. General Surgery News; 39:84-98.

Abu-El-Haija M, Schultz J, Rahhal RM (2014) Effects of 70 % Ethanol Locks on Rates of Central Line Infection, Thrombosis, Breakage and Replacement in Pediatric Intestinal Failure. J Pediatr Gastroenterol Nutr.

Agharazii M, Plamondon I, Lebel M, Douville P & Desmeules S (2005) Estimation of heparin leak into the systemic circulation after central venous catheter heparin lock. Nephrol Dial Transplant; 20:1238–1240.

Al-Amin AH, Sarveswaran J, Wood JM, Burke DA, Donnellan CF (2013) Efficacy of taurolidine on the prevention of catheter-related bloodstream infections in patients on home parenteral nutrition. J Vasc Access 14(4):379-82.

Allon M (2008) Prophylaxis against dialysis catheterrelated bacteremia: a glimmer of hope. AmJ Kidney Dis.; 51:165–168.

Allon M (2003). Prophylaxis against dialysis catheter–related bacteremia with a novel antimicrobial lock solution. Clinical Infectious Diseases 36(12): 1539-1544.

Balestrino D, Souweine B, Charbonnel N, Lautrette A, Aumeran C, Traoré O (2009) Eradication of microorganisms embedded in biofilm by an ethanol based catheter lock solution. Nephrol Dial Transplant 24: 3204-3209.

Barcellos FC, Nunes B P, Valle L J, et al. (2017) Comparative effectiveness of 30 % trisodium citrate and heparin lock solution in preventing infection and dysfunction of hemodialysis catheters: a randomized controlled trial (CITRIM trial). Infection;45:139-145.

Baskin KM, Hunnicutt C, Beck ME, Cohen ED, Crowley, JJ, Fitz CR (2014) Long-Term Central Venous Access in Pediatric Patients at High Risk: Conventional versus Antibiotic–Impregnated Catheters. Journal of Vascular and Interventional Radiology 25(3): 411-418.

Bell AL, Jayaraman R, Vercaigne LM (2006) Effect of ethanol/trisodium citrate lock on the mechanical properties of carbothane hemodialysis catheters. Clinical Nephrology 65:342–348.

Betjes M. G, van AgterenM (2004) Prevention of dialysis catheter-related sepsis with a citrate-taurolidine containing lock solution. Nephrol Dial Transplant 19(6):1546-51.

Bevilacqua JL, Gomes JG, Santos VF, Canziani ME (2011) Comparison of trisodium citrate and heparin as catheter-locking solution in hemodialysis patients. J Bras, Nefrol.; 33:86–92.

Bisseling TM, Willems MC, Versleijen MW, Hendriks JC, Vissers RK, Wanten GJ (2010) Taurolidine lock is highly effective in preventing catheter-related bloodstream infections in patients on home parenteral nutrition: a heparin-controlled prospective trial. Clin Nutr 29(4):464-468.

Bleyer AJ (2007) Use of Antimicrobial Catheter Lock Solutions to Prevent Catheter-Related Bacteremia. Clin J Am Soc Nephrol 2: 1073-1078.

Bleyer AJ, Mason L, Russell G, Raad II, Sherertz RJ (2005) A randomized, controlled trial of a new vascular atheter flush solution (minocycline-EDTA) in temporary hemodialysis access. Infect Control Hosp Epidemiol 26:520–524.

Bosma JW, Siegert CE, Peerbooms PG, Weijmer MC (2010) Reduction of biofilm formation with trisodium citrate in haemodialysis catheters: a randomized controlled trial. Nephrol Dial Transplant 25:1213–1217.

Buturovic J, Ponikvar R, Kandus A, BohM,Klinkmann J, Ivanovich P (1998) Filling hemodialysis catheters in the interdialytic period: heparin versus citrate versus polygeline: a prospective randomized study. Artif Organs 22:945–947.

Campos RP, do Nascimento MM, Chula DC, Riella MC (2011) Minocycline-EDTA lock solution prevents catheter-related bacteremia in hemodialysis. J Am Soc Nephrol 22:1939–1945.

Capila I & Linhardt RJ (2002) Heparin-Protein-Wechselwirkungen. Angewandte Chemie 114(3):426–450.

Corrigan ML, Pogatschnik C, Konrad D, Kirby DF (2013) Hospital readmissions for catheter-related bloodstream infection and use of ethanol lock therapy: comparison of patients receiving parenteral nutrition or intravenous fluids in the home vs a skilled nursing facility. JPEN J Parenter Enteral Nutr 37:81-84.

Dogra GK, Herson H, Hutchison B, Irish AB, Heath CH, Golledge C (2002) Prevention of tunneled hemodialysis catheter-related infections using catheter-restricted filling with gentamicin and citrate: a randomized controlled study. J Am Soc Nephrol.; 13:2133–2139

Dümichen MJ, Seeger K, Lode HN, Kühl JS, Ebell W, Degenhardt P et al. (2012) Randomized controlled trial of taurolidine citrate versus heparin as catheter lock solution in paediatric patients with haematological malignancies. Journal of Hospital Infection; 80(4), 304-309.

FDA (2000) FDA issues warning on tricitrasol dialysis catheter anticoagulant. http://www.hdcn.com/00/004 fdci.htm.

Fernández-Hidalgo N, Almirante B (2014) Antibiotic-clock therapy: a clinical viewpoint Expert Review of Anti-infective Therapy.; 12:1, 117-129.

Ferroni A, Gaudin F, Guiffant G et al (2014) Pulsative flushing as a strategy to prevent bacterial colonization of vascular access devices. Medical Devices: Evidence and Research;7,379-383.

Goossens GA, Jérôme M, Janssens C, Peetermans WE, Fieuws S, Moons P et al. (2013) Comparing normal saline versus diluted heparin to lock non-valved totally implantable venous access devices in cancer patients: a randomised, non-inferiority, open trial. Ann Oncol.; 24(7): 1892–1918.

Goossens GA (2015). Auf das richtige Spülen kommt es an. Zuverlässigkeit des Zentralvenösen Katheters. Spektrum der Dialyse & Apherese; 5 (4):36-37.

Gorman SP, McCafferty DF, Woolfson AD, Jones DS (1987) Reduced adherence of micro-organisms to human mucosal epithelial cells following treatment with Taurolin, a novel antimicrobial agent. J Appl Bacteriol, 62(4):315-320.

Grudzinski L, Quinan P, Kwok S, Pierratos A (2007) Sodium citrate 4 %locking solution for central venous dialysis catheters: an effective, more cost-efficient alternative to heparin. Nephrol Dial Transplant.; 22:471–476.

Guenu S, Heng AE, Charbonne F, Galmier MJ, Charlès F,Deteix P et al. (2007) Mass spectrometry and scanning electron microscopy study of silicone tunneled dialysis catheter integrity after an exposure of 15 days to 60 %ethanol solution. Rapid communications in mass spectrometry; 21(2): 229-236.

Guiffant G, Durussel JJ, Merckx J, Flaud P, Vigier JP and Mousset P (2013) Flushing of intravascular access devices (IVADS)—efficacy of pulsed and continuous infusions. Journal of Vascular Access;13(1);75–78.

Handrup MM, Moller KJ, Schroder H (2013) Central Venous Catheters and Catheter Locks in Children With Cancer: A Prospective Randomized Trial of Taurolidine Versus Heparin. Pediatr Blood Cancer; 60:1292–1298.

Hemmelgarn BR, Moist LM, Lok CE, Tonelli M, Manns BJ, HoldenRMet al. (2011). Prevention of dialysis catheter malfunction with recombinant tissue plasminogen activator. New England Journal of Medicine; 364(4): 303-312.

Hendrickx L, Kuypers D, Evenepoel P, Maes B, Messiaen T, Vanrenterghem Y (2001) A comparative prospective study on the use of low concentrate citrate lock versus heparin lock in permanent dialysis catheters. International Journal of Artificial Organs.; 24(4): 208–211.

Herdeis C (2012) Moderne Katheter Locklösungen. Spektrum der Dialyse & Apherese; 05:30-32.

Herdeis C (2013) antimikrobielle Katheterlocklösung. Spektrum der Dialyse & Apherese; 08:26-28.

Hogan S, Zapotoczna, M, Stevens, NT, Humphreys, H, O'Gara, JP, O'Neill, E (2016) In vitro approach for identification of the most effective agents for antimicrobial lock therapy in the treatment of intravascular catheter-related infections caused by Staphylococcus aureus. Antimicrob Agents Chemother; 60(5):2923-2931.

Holley JL, Bailey S (2007) Catheter lock heparin concentration: effects on tissue plasminogen activator use in tunneled cuffed catheters. Hemodial Int.; 11:96–98.

Ivan DM,Smith T, AllonM (2010) Does the heparin lock concentration affect hemodialysis catheter patency? Clin J Am Soc Nephrol.; 5:1458–1462.

Karaaslan H, Peyronnet P, Benevent D, Lagarde C, Rince M, Leroux-Robert C (2001) Risk of heparin lock-related bleeding when using indwelling venous catheter in haemodialysis. Nephrol Dial Transplant; 16:2072–2074.

Kayton ML, Garmey EG, Ishill NM, Cheung NKV, Kushner BH, Kramer K et al. (2010). Preliminary results of a phase I trial of prophylactic ethanol-lock administration to prevent mediport catheter-related bloodstream infections. Journal of pediatric surgery; 45(10): 1961-1966.

Kim SH, Song KI, Chang JW, Kim SB, Sung SA, Jo SK (2006) Prevention of uncuffed hemodialysis catheter-related bacteremia using an antibiotic lock technique: a prospective, randomized clinical trial. Kidney Int.; 69:161–164.

Labriola L, Crott R, JadoulM(2008) Preventing haemodialysis catheter-related bacteraemia with an antimicrobial lock solution: a meta-analysis of prospective randomized trials. Nephrol Dial Transplant 23:1666–1672.

Labriola L and Pochet J-M (2017) Any use for alternative lock solutions in the prevention of catheter-related blood stream infections? J Vasc Access;18:S34-S38.

Landry DL, Braden GL, Gobeille SL, Haessler SD, Vaidya CK, Sweet SJ (2010). Emergence of gentamicin-resistant bacteremia in hemodialysis patients receiving gentamicin lock catheter prophylaxis. Clin J Am Soc Nephrol.; 5:1799–1804.

Liu Y, Zhang AQ, Cao L, Xia HT,Ma JJ (2013) Taurolidine Lock Solutions for the Prevention of Catheter-Related Bloodstream Infections: A Systematic Review and Meta-Analysis of Randomized Controlled Trials. PLoS One; 21;8(11):e79417.

Lok CE, Appleton D, Bhola C, Khoo B, Richardson M (2007) Trisodium citrate 4 %—an alternative to heparin capping of hemodialysis catheters. Nephrol Dial Transplant.; 22:477-83.

Longo R, Llorens M, Goetz C, Platini C, Eid N, Sellies J, Ouamara N, Quétin P (2017) Taurolidine/Citrate Lock Therapy for Primary Prevention of Catheter-Related Infections in Cancer Patients: Results of a Prospective, Randomized, Phase IV Trial (ATAPAC). Oncology DOI: 10.1159/000470911.

MacRae JM, Dojcinovic I, Djurdjev O, Jung B, Shalansky S, Levin A, Kiaii M (2008) Citrate 4 %versus heparin and the reduction of thrombosis study (CHARTS). Clin J Am Soc Nephrol.; 3:369–374.

Maki DG, Ash SR, Winger RK, Lavin P (2011) A novel antimicrobial and antithrombotic lock solution for hemodialysis catheters: a multicenter, controlled, randomized trial. Crit Care Med 2011; 39:613–620.

McIntyre CW, Hulme LJ, Taal M, Fluck RJ (2004) Locking of tunneled hemodialysis catheters with gentamicin and heparin. Kidney Int.; 66:801–805.

Meeus G, Kuypers DR, Claes K, Evenepoel P, Maes B, Vanrenterghem Y (2005) A prospective, randomized, double-blind crossover study on the use of 5 % citrate lock versus 10 %citrate lock in permanent hemodialysis catheters. Blood Purif.; 23:101–115.

Mermel LA, Alang N (2014) Adverse effects associated with ethanol catheter lock solutions: a systematic review. Antimicrob Chemother;69:2611–2619.

Moran J, Sun S, Khababa I, Pedan A, Doss S, Schiller B (2012) A randomized trial comparing gentamicin/citrate and heparin locks for central venous catheters in maintenance hemodialysis patients. Am J Kidney Dis.; 59:102–107.

Moran JE, Ash SR (2008) Locking solutions for hemodialysis catheters; heparin and citrate–a position paper by ASDIN. Semin Dial.; 21:490–492.

Niyyar, VD, & Lok, CE (2013). Pros and cons of catheter lock solutions. Curr opin nephrol hypertens, 22(6):669-674.

Niyyar VD (2012) Catheter dysfunction: the role of lock solutions. Semin Dial.; 25:693–699.

NNIS (2004) National Nosocomial Infections Surveillance System Report, data summary from January 1992 through June 2004, issued October 2004. Am J Infect Control; 32:470–485.

Nori US, Manoharan A, Yee J, Besarab A (2006) Comparison of low-dose gentamicin with minocycline as catheter lock solutions in the prevention of catheter-related bacteremia. Am J Kidney Dis.; 48:596–605.

O`Grady NP, Alexander M, Burns LA, Patchen Dellinger E, Garland J, Heard SO et al. (2011) Guidelines for the Prevention of Intravascular Catheter-related Infections. Clin Infect Dis.; 52(9):e162-93.

ÖGIT (2011) Gefäßkatheter-bezogene Infektionen. Adresse: http://www.oegit.eu/publikationen.htm. Peters G, Locci R, Pulverer G (1982) Adherence and growth of coagulase-negative staphylococci on surfaces of intravenous catheters. J Infect Dis.: 146:479–482.

Pichler J, Horn V, MacDonald S, Hill S (2010) Sepsis and its etiology among hospitalized children less than 1 year of age with intestinal failure on parenteral nutrition. Transplant Proc;42:24–25.

Polaschegg HD, Shah C (2003) Overspill of catheter locking solution: safety and efficacy aspects. ASAIO J; 49: 713–715.

Polaschegg HD, Sodemann K (2003) Risks related to catheter locking solutions containing concentrated citrate. Nephrol Dial Transplant.; 18:2688–2690.

Power A, Duncan N, Singh SK, Brown W, Dalby E, Edwards C (2009) Sodium citrate versus heparin catheter locks for cuffed central venous catheters: a single-center randomized controlled trial. Am J Kidney Dis.; 53:1034–1041.

Rajpurkar M, McGrath E, Joyce J, Boldt-MacDonald K, Chitlur M, Lusher J (2014). Therapeutic and prophylactic ethanol lock therapy in patients with bleeding disorders. Haemophilia; 20(1): 52-57.

Sanders J, Pithie A, Ganly P, Surgenor L, Wilson R, Merriman E et al. (2008) A prospective double-blind randomized trial comparing intraluminal ethanol with heparinized saline for the prevention of catheter-associated bloodstream infections in immunosuppressed hematology patients. J Antimicrob Chemother.; 62:809-815.

Saunders J, Naghibi M, Leach Z, Parsons C, King A, Smith T, Stroud M (2014). Taurolidine locks significantly reduce the incidence of catheter-related blood stream infections in high-risk patients on home parenteral nutrition. Eur J Clin Nutr;69:282-284.

Saxena AK, Panhotra BR, Sundaram DS, Morsy MNF, Al-Ghamdi AMAA (2006) Enhancing the survival of tunneled haemodialysis catheters using an antibiotic lock in the elderly: a randomised, double-blind clinical trial. Nephrology; 11(4):299–305.

Schilcher G, Scharnagl H, Horina JH, Ribitsch W, Rosenkranz AR, Stojakovic T, PolascheggHD (2012) Trisodium citrate induced protein precipitation in haemodialysis catheters might cause pulmonary embolism. Nephrol Dial Transplant. 2012 Jul;27(7):2953-7.

Shah CB, Mittelman MW, Costerton JW, Parenteau S, Pelak M, Arsenault R, Mermel LA (2002) Antimicrobial activity of a novel catheter lock solution. Antimicrob Agents Chemother.; 46(6):1674-1679.

Shanks RM, Sargent JL, Martinez RM, Graber ML, O'Toole GA (2006) Catheter lock solutions influence staphylococcal biofilm formation on abiotic surfaces. Nephrol Dial Transplant.; 21:2247–2255.

Shanks RM, Donegan NP, Graber ML, Buckingham SE, Zegans ME, Cheung AL, O'TooleGA(2005) Heparin stimulates Staphylococcus aureus biofilm formation. Infect Immun.; 73:4596–4606.

Shenep LE, Shenep MA, Cheatham W, Hoffman JM, Hale A, Williams BF rt al. (2011) Efficacy of intravascular catheter lock solutions containing preservatives in the prevention of microbial colonization. J Hosp Infect.; 79:317–322.

Snaterse M, Rüger W, Scholte Op Reimer WJ, Lucas C (2010) Antibiotic-based catheter lock solutions for prevention of catheter-related bloodstream infection: a systematic review of randomised controlled trials. J Hosp Infect.; 75:1–11.

Sofroniadou S, Revela I, Smirloglou D, et al. Linezolid versus vancomycin antibiotic lock solution for the prevention of nontunneled catheter-related blood stream infections in hemodialysis patients: a prospective randomized study. Semin Dial 2012; 25:344–350.

Solomon LR, Cheesbrough JS, Bhargava R, Mitsides N, Heap M, Green G, Diggle P (2012) Observational Study of Need for Thrombolytic Therapy and Incidence of Bacteremia using Taurolidine-Citrate-Heparin, Taurolidine- Citrate and Heparin Catheter Locks in Patients Treated with Hemodialysis. In Seminars in dialysis: 25(2): 233-238.

Solomon LR, Cheesbrough JS, Ebah L, Al-Sayed T, Heap M, Millband N (2010) A randomized double-blind controlled trial of taurolidine-citrate catheter locks for the prevention of bacteremia in patients treated with hemodialysis. Am J Kidney Dis.; 55:1060–1068.

Steczko J, Ash SR, Nivens DE, Brewer L, Winger RK (2009) Microbial inactivation properties of a new antimicrobial/ antithrombotic catheter lock solution (citrate/ methylene blue/ parabens). Nephrol Dial Transplant.; 24:1937–1945.

Tan M, Lau J, Guglielmo BJ (2014) Ethanol Locks in the Prevention and Treatment of Catheter-Related Bloodstream Infections. The Annals of pharmacotherapy

Thomas CM, Zhang J, Lim TH, Scott-Douglas N, Hons RB, Hemmelgarn BR et al. (2007) Concentration of heparin- locking solution and risk of central venous hemodialysis catheter malfunction. ASAIO J; 53:485–488.

Vescia S, Baumgärtner AK, Jacobs VR, Kiechle-Bahat M, Rody A, Loibl S, Harbeck N (2008) Management of venous port systems in oncology: a review of current evidence. Ann Oncol. 2008 Jan; 19(1):9-15.

Wang AY, Ivany JN, Perkovic V, Gallagher MP, Jardine MJ (2013) Anticoagulant therapies for the prevention of intravascular catheters malfunction in patients undergoing haemodialysis: systematic review and meta-analysis of randomized, controlled trials. Nephrol Dial Transplant.; 28(11): 2875-2888

Weijmer MC, van den Dorpel MA, Van de Ven PJ, ter Wee PM, van Geele,.JA, Groeneveld JO (2005) Randomized, clinical trial comparison of trisodium citrate 30 % and heparin as catheter-locking solution in hemodialysis patients. J Am Soc Nephrol.; 16:2769–2777.

Willicombe MK, Vernon K, Davenport A (2010) Embolic complications from central venous hemodialysis catheters used with hypertonic citrate locking solution. Am J Kidney Dis.; Feb;55(2):348-51.

Portkomplikationen

6. Portkomplikationen

6.1. Infektion

Die am häufigsten vorkommende Komplikation von Portsystemen ist die Infektion. Zur Häufigkeit existierten lange Zeit keine aussagekräftigen und vergleichbaren Studien. Infektionsraten von 15 bis 30 % wurden akzeptiert.

Nach Einführung von Hygienestandards zur Versorgung zentralvenöser Verweilsysteme konnte die Rate von Infektionen auf immer noch zu hohe 4-8 % pro Kalenderjahr gesenkt werden (2009/2010 betrug die Infektionsrate bei der entsprechenden Patientengruppe in einer größer angelegten Untersuchung 4,0 % Prozent).

Die Ursache für die weiter bestehenden Infektionsverläufe kann man analog zu anderen medizinischen Gebieten in der ungenügenden Einhaltung elementarer Hygienemaßnahmen und bestehender Standards postulieren (Masin et al. 2011).

> In der Regel kommt es innerhalb der ersten 45 Minuten nach Beginn der Infusionsgabe zum plötzlichen Fieberanstieg mit Schüttelfrost.

Eine Portkatheterinfektion manifestiert sich klinisch durch Fieber und Schüttelfrost, wenn der Port in Betrieb genommen wird. Temperaturen über 39 °C sind hierbei keine Seltenheit. Subfebrile Temperaturverläufe sind dagegen für viele Patientengruppen mit der Notwendigkeit parenteraler Ernährungstherapien auch ohne Portinfektion typisch.

Die Infektion wird durch die gleichzeitige Entnahme einer Blutkultur aus dem Port und von peripher diagnostiziert.

Die initiale Therapie besteht im Blocken des Portsystems mit Taurolidin, einer bakteriziden und fungiziden Aminosäure über mindestens 3 Tage. Dazu fehlen allerdings noch die entsprechenden Breitenstudien. Alternativ stellt das Blocken mit Salzsäure (☞ Sanierungsversuch) auch einen neuen, vielversprechenden Ansatz dar (Bowen und Carapetis 2011).

Bis heute ohne jeden wissenschaftlichen Beleg wird seit 25 Jahren versucht, mit Vancomycin-Block nach Blutkultur aber vor Auswertung des Ergebnisses derselben, eine Sanierung des Katheters ein-

zuleiten. Nach Eingang des Resistogramms folgt dann der systemische Einsatz des zum Erregerspektrum passenden Antibiotikums. Die Anwendung von Antibiotika mit der Gefahr von Resistenzbildungen sollte im Gegensatz dazu nur bei belegter Wirksamkeit erfolgen.

Sollten diese Maßnahmen nicht erfolgreich sein, ist eine Portexplantation unumgänglich. Eine systemische antibiotische Sanierung vor Anlage eines neuen Kathetersystems ist zwingend notwendig. Kommt es während der Infusion zum beschriebenen typischen Fieberanstieg, ist diese sofort zu beenden. Erst nach Abklärung der Ursache kann die Infusionstherapie wieder aufgenommen werden.

> Im schlimmsten Fall führt eine Katheterinfektion zur lebensbedrohlichen Sepsis.

Ein Portkammer- oder Tascheninfektion manifestiert sich durch eine Rötung der Haut. Sie kann initial durch Feuchtverbände behandelt werden. Handelt es sich wirklich um einen Tascheninfektion – und nicht um eine lokale Hautreizung - ist eine Portexplantation nicht vermeidbar, insbesondere, wenn zusätzlich eine lokale Hautnekrose vorliegt.

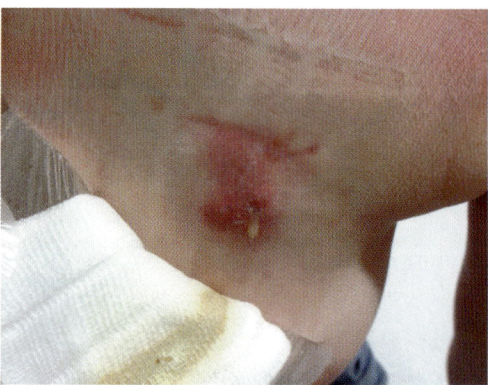

Abb. 6.1: Porttascheninfektion mit austretendem eitrigen Sekret.

Lokale Nekrosen können durch einen in der Praxis häufigen Fehler verursacht werden: Das Punktieren immer an der gleichen Stelle, eventuell um Fehlpunktionen zu vermeiden. Diese Belastung widersteht die Haut über der Portkammer nur wenige Male. Eine geplanter Wechsel der Punktionsstelle, z.B. im Uhrzeigersinn senkt das Nekroserisiko.

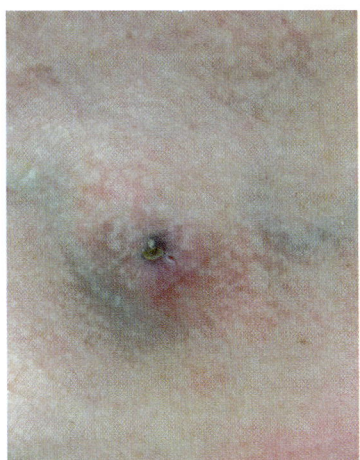

Abb. 6.2: Lokale Nekrosen durch häufiges Anstechen an gleicher Stelle.

Sanierungsversuch eines infizierten Kathetersystems (off-label use)

■ Sanierung von Zentralvenösen Kathetern

Unterstützung der Antibiotika-Eradikationstherapie durch Salzsäure (HCl)

▶ Warum mit HCl sanieren?

Bereits vor zehn Jahren wurden erfolgreich Sanierungsversuche mit HCL durchgeführt.

- An onkologischen Patienten: 42 Kinder (Median: 4,2 Jahre) mit ZVK-Infektion
- Systemische Antibiotikabehandlung für 48 h → weiterhin positives Blutbild: zusätzlich Sanierung mittels HCl

Die Ergebnisse überraschtendie Forscher sehr.

▶ Erfolgsquote der Sanierung:

- 83 % bei isolierten Gram-negativen Infektionen
- 75 % bei isolierten Pilz/Hefe-Infektionen
- 50 % bei isolierten Gram-positiven Infektionen

(Barbaric et al. 2004).

Trotz dieser Ergebnisse hat sich die Methode bis heute nicht durchgesetzt. Hierfür gibt es keine rationalen Gründe.

Mit HCl-Unterstützung konnten **signifikant** mehr ZVK saniert werden als ohne. Eine „Intention to

Treat"-Analyse zeigte, dass der Zeitraum (Median) bis zur infektionsbedingten Explantation bei **94 Tagen** mit HCl gegenüber **12,5 Tagen** ohne HCl Unterstützung lag (Larsen et al. 2005).

HCl ist unter anderem das Mittel zur Wahl um Präzipitat-bedingte Beeinträchtigungen des Katheters zu beheben (z.B. Ablagerung von Medikamenten, Calcium-, Magnesiumphosphaten etc.)(Kerner et al. 2006).

■ Praktische Durchführung des Sanierungsversuches

Aseptisches Vorgehen während der Sanierung!

Sanierungstechnik mittels Salzsäure	
1.	2 ml physiologische NaCl-Lösung mittels 2,5 ml-Spritze in den Katheter applizieren
2.	Langsam das NaCl wieder aspirieren, bis Blut (Dead Space) in die Spritze gelangt
3.	Langsame Applikation von steriler 2 M HCl → Menge: Dead Space + 0,5 ml
4.	Verschließen des Katheters für 10 min.
5.	Mittels neuer Spritze wird soviel wie möglich von der Salzsäure aspiriert
6.	Spülen des Katheters mit 10 ml physiologischer NaCl-Lösung.
7.	Verschließen des Katheters für 20 min.
8.	Zweifache Wiederholung der Schritte 1-7, so dass HCl insgesamt 3 mal appliziert wurde.
9.	Für die Sanierung werden ca. 2 h benötigt.
10.	Nach der Sanierung kann der Katheter sofort wieder benutzt werden
11.	Zur Kontrolle sollten 24 h nach der Sanierung Blutkulturen angelegt werden.
	nach Barbaric et al. 2004

Es konnte **keine** Gefahr für die strukturelle Integrität des Katheters durch HCl-Behandlung festgestellt werden (Shulman et al. 1995).

Zwölf Wochen lang wurden fünf Katheter 30 min/Woche mit 2 M HCl behandelt (Carlsen et al. 2010). Regelmäßig wurden die Katheter mittels Elektronenmikroskop auf Veränderungen überprüft. Während des gesamten Zeitraums wurden keine Veränderungen an den Kathetern gefunden.

Fazit

- Salzsäure stellt eine effektive und kostengünstige Sanierungsmöglichkeit für Katheter dar.
- Sie eignet sich auch bei Antibiotika-resistenten Infektionen.
- Es besteht keine Gefahr für die Integrität des Katheters.

6.2. Okklusion

Eine Okklusion des Portkatheters tritt mit einer Inzidenz von 1-3 % nach Blutentnahmen oder Medikamentengabe ohne ausreichende Spülung des Ports auf. Noch häufiger tritt die Okklusion bei Unterbrechung einer parenteralen Ernährung auf, z.B. durch Abklemmen des Infusionssystems im Schlaf oder verspätetem Spülen nach Durchlauf der Infusionslösung. Hier empfiehlt sich der Einsatz von Infusionspumpen als prophylaktische Maßnahme (Masin et al. 2011).

Skurrile, aber erschreckende Ausnahmen sind die Versuche, zermörserte Tabletten, teil durch selbstgebastelte Adapter, über den zentralvenösen Katheter zu verabreichen. Hier besteht eindeutig Schulungsbedarf bei einigen Anwendern.

Nach obligater Durchführung einer radiologischen Lagekontrolle des Katheters sollte dieser zunächst mit einer Spritze mit hohem Stempeldruck (mind. 10 ml Spritze) angespült werden. Alternativ kann ein Lyseversuch mit 10.000-25.000 IE Urokinase unter klinischen Bedingungen durchgeführt werden. Wenn das Kathetersystem im Vorfeld nicht ausreichend gut gespült wurde, ist diese Methode häufig erfolgreich.

6.3. Katheterbruch

Ein Katheterbruch ist eine der in der Literatur vielfältig beschriebenen Früh- und Spätkomplikationen bei V. subclavia-Kathetern und tritt nur bei dieser Insertionstechnik auf zwischen der Subclavia und der 1. Rippe infolge Materialermüdung (Pinch-off-Phänomen) (Jordan et al. 2008).

Sportarten mit abrupten Bewegungen im Oberkörperbereich (wie Bodybuilding, Tennis, Kraulschwimmen) erhöhen das Risiko. Patienten sollten vor der Implantation des Portsystems und während der kontinuierlichen Nachbetreuung intensiv

darauf hingewiesen werden, da sie oft nach kurzer Zeit wieder in der Lage sind, Sport zu betreiben.

Die Therapie der Wahl ist die Korrektur bzw. Entfernung des Portsystems.

6.4. Portkammerdrehung

Eine Portkammerdrehung führt dazu, dass die Membran nicht mehr punktiert werden kann. Sie tritt häufig bei adipösen Patienten auf, wenn die Portkammer nicht mit der Faszie verwächst und kann durch eine Naht- oder Klebefixierung und die Verwendung von nicht-bekapselten Portkammern vermieden werden. Häufig ist ein Zurückdrehen der Portkammer in Seitenlage des Patienten möglich, allerdings stellt diese Manipulation erhebliche Ansprüche an die Fertigkeiten des Durchführenden. Eine anschließende Röntgenkontrastuntersuchung zur Kontrolle auf Dichtigkeit (Dislokationsgefahr bei Drehung) ist zwingend erforderlich. Als ultima ratio muss eine operative Korrektur durchgeführt werden (Bowen und Carapetis 2011).

6.5. Fehlpunktionen

Ungenügende Dokumentation der Portlage und anatomische Gegebenheiten, die die Portlage unklar erscheinen lassen, können zu Fehlpunktionen führen (im Brustraum mit der Gefahr des Pneumothorax). Ist man sich unsicher, wo sich der Port befindet, sollte man ihn nicht mit der Nadel „suchen". Es empfiehlt sich hier, die Lage mit Unterstützung von sonographischen Methoden zu verifizieren. Die Aspiration von Blut nach Punktion ist nicht geeignet, eine Fehlpunktion auszuschließen.

Literatur

Bowen A, Carapetis J. Advances in the diagnosis and management of centralvenous access device infections in children. Adv Exp Med Biol. 2011;697:91-106

Barbaric D, Curtin J, Pearson L, Shaw PJ, 2004. Role of hydrochloric acid in the treatment of central venous catheter infections in children with cancer. Cancer 101, 1866–1872.

Carlsen EM, Severinsen S, Kehlet U, Schroeder H, 2010. The Effect of 2 M Hydrochloric Acid on Silicone Rubber Central Venous Catheters. Journal of Pediatric Hematology/Oncology 32(8), 297–298.

Jordan K, Behlendorf T, Surov A, Kegel T, Maher G, Wolf H-H: Venous Access Ports: Frequency and Management of Complications in Oncology Patients Onkologie 2008;31:404–410

Kerner JA Jr., Garcia-Careaga MG, Fisher AA, Poole, RL, 2006. Treatment of Catheter Occlusion in Pediatric Patients. Journal of Parenteral and Enteral Nutrition 30(1), 73–81.

Larsen LN, Malchau E, Kristensen B, Schroeder H, 2011. Hydrochloric acid treatment of tunneled central venous catheter infections in children with cancer. Journal of Pediatric Hematology/Oncology 33(2), 64–68.

Masin M, Cwieluch O, Stübbe M, Drissi M, Busskamp M, Amler S, Hengst K. PP135-MON Complications in home parenteral nutriton patients: A retrospective comparison of implanted port device and external tunelled CVC (Groshong). Clinical Nutrition Supplements, Volume 6, Issue 1, 2011, Page 165.

Shulman RJ, Barrish JP, Hicks MJ, 1995. Does the use of hydrochloric acid damage silicone rubber central venous catheters?. Journal of Parenteral and Enteral Nutrition 19(5), 407–409.

Portnadeln und Nickelallergie

7. Portnadeln und Nickelallergie

Zahlreiche Patienten reagieren nach Punktion des Portsystems mit einer marktüblichen Portnadel nach wenigen Stunden oder Tagen mit einer lokalen Rötung. Bisher wurden ausschließlich hygienische Gründe als Auslöser in Betracht gezogen.

Diese Rötung endet oftmals in eine Taschen- oder Katheterinfektion. Nicht selten kommt es zur Sepsis und den damit verbundenen möglichen Komplikationen.

 Grundlagen zur Nickelallergie

In Deutschland leiden ca. 15-20 % der Bevölkerung an einer Allergie. 8,1 % der deutschen Bevölkerung (18-79 Jahre) erhalten im Laufe ihres Lebens die Diagnose „Kontaktekzem" (Langen et al 2013). Gründe sind neben der genetischen Prädisposition insbesondere Umweltfaktoren (Thierse et al 2014). Insgesamt sind über 2000 Kontaktallergien bekannt, die häufigste ist die Nickelallergie (Darelnski et al 2012). Es wird geschätzt, dass in Europa ca. 65 Millionen Menschen von einer Nickelallergie betroffen sind (54 Millionen Frauen und 11 Millionen Männer) (Katsambas et al 2015).

In einer Studie von Diepgen et al. konnten regionale Unterschiede gezeigt werden. So sind in Schweden (8,3 %) weniger Menschen betroffen als in Portugal (18,5 %). Deutschland zeigte in dieser Studie eine Prävalenz von 13,9 %. Frauen (22,2 %) sind deutlich häufiger von einer Nickelallergie betroffen als Männer (5,2 %) (Diepgen 2016). Dies lässt sich dadurch erklären, dass diese z.B. durch das Tragen von Schmuck deutlich mehr mit Nickel in Berührung kommen als Männer (Ring et al 2010) (☞ Tab. 7.1 und Tab. 7.2).

Insbesondere Piercings führen häufig zu einer Nickelsensibilisierung.

In einer dänischen Studie aus dem Jahr 1992 konnte gezeigt werden, dass 20 % junger Frauen sensibilisiert waren, 91,5 % von ihnen hatten ein Piercing (Nielsen et al 1992).

Seit 1994 gibt es eine EU-Verordnung, die festsetzt, dass ein Produkt, das längere Zeit im Kontakt mit der Haut bleibt, nicht mehr als 0,5 µg Nickel/cm² Woche freisetzen darf. Bei Piercings ist dieser Wert auf 0,2 µg/cm²/Woche begrenzt (Schnuch et al 2012).

Seit 1995 ist ein deutlicher Rücklauf der Nickelallergie, insbesondere in der Altersklasse bis 30 Jahren, zu beobachten. Zwischen 1992 und 2001 ist die Quote der Nickelsensibilisierung bei jungen Frauen von 36,7 % auf 25,8 % gesunken. Bei Männern bis 30 Jahren, sank die Quote im gleichen Zeitraum von 8,9 % auf 5,2 %.

Diese Ergebnisse sprechen für einen Erfolg der staatlichen Maßnahmen, wodurch der Nickelgehalt in Modeschmuck begrenzt worden ist (Schnuch et al 2003).

In Ländern, wie z.B. der USA, wo es keine Begrenzungen gibt ist die Anzahl der Nickelallergien im selben Zeitraum weiter gestiegen (Thierse 2014).

 Nickelallergien durch Portnadeln

Konkrete Studien zum Thema Nickelallergien durch Portnadeln gibt es derzeit nicht.

Bircher et al. konnte an einer Patientin, die eine intravenöse Therapie bekommen hatte, eine systemische allergische Dermatitis, Ekzeme und Hautausschläge beobachten. Als Auslöser vermutet er Nickel, da eine Kontaktallergie auf Schmuck bei dieser Patientin bekannt war

Nach Bircher et al. sollten Medizinprodukte, die eine erhebliche Menge an freisetzendem Nickel enthalten, daher verboten werden (2009).

Eine nickelfreie Portnadel sollte daher den grundsätzlichen Vorzug gegenüber einer nickelhaltigen Nadel finden. Der Patient ist vor Punktion zu befragen, ob eine Nickelallergie bekannt ist. Kann der Patient die Frage nicht beantworten, so sollte die Nickelallergie mittels Testung ausgeschlossen werden.

Autor	Jahr	Land	Probanden	Anzahl	Alter (Jahre)	Positiv auf Nickel getestet (%)	Positiv auf Chrom getestet (%)
Husain	1977	Schottland	Patch-Test Patienten	1312	1-80	16	
Nielsen et al.	1992	Dänemark	Durchschnittsbevölkerung	567	15 - 69	6,7	
Nielsen et al. 2002	1990 - 1998	Dänemark	Durchschnittsbevölkerung	469	15 - 41	10,8	
Schäfer et al.	2001	Deutschland	Durchschnittsbevölkerung	1141	28-78	13,1	
Machovcova et al.	2005	Tschechien	Patch-Test Patienten	12058	6-75	13,8	
Dotterud et al.	2007	Norwegen	Durchschnittsbevölkerung	1236	18-69	17,6	0,8
Lusi et al.	2015	Italien	Durchschnittsbevölkerung			12,5	
Lusi et al.	2015	Italien	Patientinnen BMI >26 kg/m²	72	54,2 (±11,9)	59, 7	
Akyol et al.	2005	Türkei	Patch-Test Patienten	1038	6 - 77	17,6	
Rudner et al 1975	1972-1974	Nordamerika	Patch-Test Patienten	3252		11	8
Storrs et al. 1989	1984-1985	Nordamerika	Patch-Test Patienten	1123	Ø42,9	10,6	
Rietschel et al. 2008	1993	Nordamerika	Patch-Test Patienten	25626		14,5	
Rietschel et al. 2008	1997	Nordamerika	Patch-Test Patienten	25626		14,4	
Rietschel et al. 2008	2004	Nordamerika	Patch-Test Patienten	25626		18,8	
Zug et al. 2009	2005-2006	Nordamerika	Patch-Test Patienten	4454		19	4,8
Ruff und Belisto	2006	US	Patch-Test Patienten	1187		13,1	3,8
Weston et al.	1986	USA	Kinder	314	1/2 - 18	7,6	
Bruckner et al.	2000	USA	Kinder	85	1/2 - 5	11,8	
Sugai et al.	1979	Japan	Patch-Test Patienten	771	10-70	4,5	6,4
Nonaka et al. 2011	1990 - 2009	Japan	Patch-Test Patienten	931	39 ± 17,8	27,2	
Xu et al.	1994	China	Patienten V.a. Kontaktdermatitis	88	18-67	16	11
Lam et al. 2008	1995 - 1999	China	Patch-Test Patienten	2585		24,4	
Li et al. 2004	2001-2002	China	Patienten Kontaktdermatitis-Klinik	217	43 ±17	22,1	8,9

Dou et al. 2011	1990 - 2009	China	Patch-Test Patienten	1858		25,7	
Lim et al.	1992	Singapur	Patch-Test Patienten	5557	20-40	17,7	
Goon, Goh	2005	Singapur	Patch-Test Patienten	607		19,9	5,6
White et al.	2007	Thailand	Durchschnittsbevöl- kerung	2545	18-55	27,8	
Boonchai	2014	Thailand	Patch-Test Patienten	324	41,5 ±14,4	26,6	
Cheng et al.	2008	Taiwan	Patch-Test Patienten	3559	0->71	17,7	4,6
Kashani et al. 2002-2005	2002-2004	Iran	Patienten mit Der- matitis	250		28	
Khatami et al.	2013	Iran	Patch-Test Patienten	1137		20	6,2
Olumide	1985	Nigeria	Patienten	453		11,7	7,8
Bilcha et al.	2010	Äthiopien	Patienten mit Der- matitis	514	18 - 76	17,7	
Greig et al.	2000	Australien	Durchschnittsbevöl- kerung	219	18 - 82	20	9
Toholka et al. 2014	2001-2010	Australien	Patch-Test Patienten	5281	Ø40	17	10
Toholka et al. 2014: 7 % der Gesamtbevölkerung Australien leiden unter einer Kontaktallergie							

Tab. 7.1: Prävalenz zu Nickel- und Chromallergien aus Europa, Nordamerika, Asien, Afrika und Australien.

	Gesunde Be- völkerung	North American ContactDer- matitis Group (NACDG)	European Environmental and Contact Dermatitis ResearchGroup (EECDRG)
Nickel	13,4	16,7	17,3
Chrom	1,6	4,3	5,4

Tab. 7.2: Vergleich der Daten der gesunden Bevölkerung mit Patch-Test Patienten aus Europa und Nordamerika (Mirshahpanah und Maibach 2007).

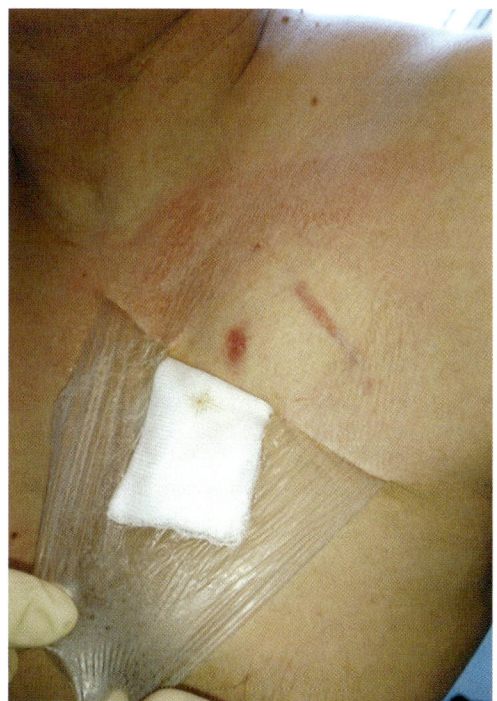

Abb. 7.1: Nickelallergie.

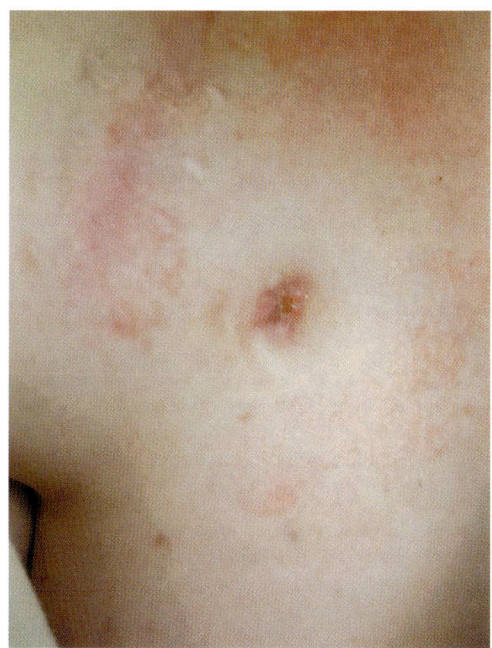

Abb. 7.2: Nickelallergie.

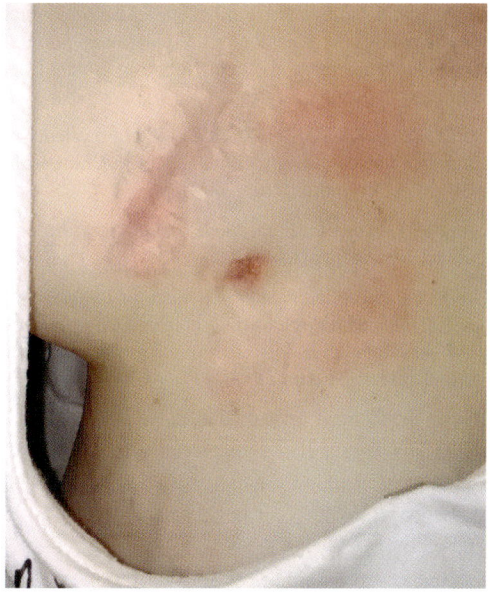

Abb. 7.3: Nickelallergie.

Literatur

Akyol A, Boyva A, Peksari Y, Gürgey E (2005). Contact sensitivity to standard series allergens in 1038 patients with contact dermatitis Turkey. Contact Dermatitis 2005: 333-337

Bilcha KD, Ayele A, Shibeshi D, Lovell C (2010). Patch testing and contact allergens in Ethiopia - results of 514 contact dermatitis patients using the European baseline series.Contact Dermatitis 2010: 63: 140–145

Bircher AJ, Schmidi F, Strub C, Müller B, Scherer K (2009). Systemic allergic dermatitis reaction to nickel released from an eyelet in an intravenous catheter. Contact Dermantitis 61:180-182

Boonchai W, Chaiwanon O, Kasemsarn P (2014). Risk assessment for nickel contact allergy. Journal of Dermatology 2014: 41:1065-1068

Bruckner A L, WestonW L, Morelli J G (2000). Does sensitization to contact allergens begin in infancy? Pediatrics 2000:105: e3.

Cheng T-Y, Tseng Y-H, Sun C-C, Chu C-Y (2008). Contact sensitization to metals in Taiwan. Contact Dermatitis 2008:59:353-360

Darelnski R, Kazandjieva J, Pramatarov K (2012).The many faces of nickel allergy. International Journal of Dermatology 51:523-530

Diepgen TL, Ofenloch RF, Bruze M, Bertuccio P, Cazzaniga S, Coenraads P-J, Elsner P, Goncalo M, Svensson A, Naldi L (2016). Prevalenve of contact allergy in the general population in different European regions. British Journal of Dermatology 174:319-329

Dotterud L K, Smith-Sivertsen T (2007). Allergic contact sensitization in the general adult population: a population-based study from northern Norway. Contact Dermatitis 2007: 56:10–15.

Dou X, Zhao, Y, Ni C, Zhu X; Liu L (2011).Prevalence of Contact Allergy at a Dermatology Clinic in China from 1990-2009.Dermatitis;22(6):324-31

Goon ATJ, Goh CL (2005).Metal allergy in Singapore. Contact Dermantitis 2005:52:130-132

Greig JE, Carson CF, Stuckey MS, Riley T (2000).Prevalence of delayed hypersensitivity to the European standard series in a self-selectedpopulation.Australasian Journal of Dermatology (2000) 41:86–89

Husain SL. Contact dermatitis in the west of Scotland. Contact Dermatitis 1977;3:327-32.

Kashani MN, Gorouhi F, BehniaF, Nazemi MJ, Dowlati Y, Firooz A (2005). Allergic contact dermatitis in Iran.Contact Dermatitis 2005: 52: 154–158

Katsambas, AD, Dessinioto C, Torello ML, D´Erme AM (Hrsg.) (2015). European Handbook of Dermatological Treatments. 3. Aufl. Springer Verlag Berlin Heidelberg

Khatami A, Nassiri-Kashani M, Gorouhi F, Babakoohi S, Kazerouni-Timsar A, Davari P, Sarraf-Yazdy M, Dowlati Y, Firooz A. Allergic contact dermatitis to metal allergens in Iran. International of journal Dermatology 2013,52:1513-1518.

Lam W S, Chan L Y, Ho S C K, Chong L Y, So W H, Wong T W W (2008). A retrospective study of 2585 patients patch tested with the European standard series in Hong Kong (1995–1999). Int J Dermatol 2008: 47: 128–133

Langen U, Schmitz R, Steppuhn H (2013). Häufigkeit allergischer Erkrankungen in Deutschland: Ergebnisse der Studie zur Gesundheit Erwachsener in Deutschland (DEGS1). Bundesgesundheitsbl 2013 56: 698–706

Li L F, Guo J, Wang J. Environmental contact factors in eczema and the results of patch testing Chinese patients with a modified European standard series of allergens. Contact Dermatitis 2004: 51:22–25

Lim JT, Goh CL, Ng SK, Wong WK. Changing trends in the epidemiology of contact dermatitis in Singapore. Contact Dermatitis 1992;26:321-6.

Lusi EA, DiCiommo VM, Patrissi T, Guarascio P (2015). High Prevalence of Nickel Allergy in an Overweight Female Population: A pilot Observational Analysis. Online verfügbar unter (letzter Aufruf: 04.07.2016)

Mirshahpanah P, Maibach HI (2007). Relationship of patch test positivity in a general versus an eczema population.Contact Dermatitis 2007: 56: 125–130.

Nielsen NH, Menné T (1992). Allergic contact sensitization in an unselected Danish population- the Glostrup allergy study, Denmark. ActaDermVenereol (Stockh) 72: 456-460

Nielsen N H, Linneberg A, Menne T, Madsen F, Frolund L, Dirksen A, Jorgensen T (2002).Incidence of allergic contact sensitization in Danish adults between 1990 and 1998; the Copenhagen Allergy Study, Denmark.Br J Dermatol 2002: 147: 487–492.

Nonaka H, Nakada T, Iijima M, Maibach HI (2011). Metal patch test results from 1990–2009. Journal ofDermatology2011;38: 267–271

Olumide YM. Contact dermatitis in Nigeria (1985). Contact Dermatitis 1985;12:241-6.

Rietschel RL, Fowler JF, Warshaw EM, Belisto D, DeLeo VA, Maibach HI, Marks JG, Mathias CGT, Pratt M, Sasseville D, Storrs FJ, Taylor JS, Zug KA (2008). Detection of nickel Sensitivity has in north american patch-test patients. Dermatitis: 19: 16-19.

Ring J, Fuchs T, Schulz- Werning G (2010). Weissbuch Allergie in Deutschland. 2. Aufl. Springer Medizin, München

Rudner Ej, Clenndenning WE, Epstein E, Fisher AA, Bangor OF, Jordan WP, Kanof N, Larsen W, Maibach H, Mitchell JC, O´Quinn SE,Schorr WF, Sulzberger MB. The frequency of contact sensitivity in North America 1972-74 (1975). Contact Dermatitis 1975: 1:277-280

Ruff CA und BelistoMD (2006). The impact of varios patient factors on contact allergy to nickel, cobalt, and chromate (2006). J Am AcadDermatol 2006: 55:32-39

Schäfer T, Bohler E, Ruhdorfer S, Weigl L,Wessner D, Filipiak B, Wichmann HE, Ring J(2001). Epidemiologyofcontactallergy in adults. Allergy 2001: 56: 1192–1196.

Schnuch A, Geier J, Lessmann H, Uter W (2003). Rückgang der Nickelkontaktallergie in den letzten Jahren. Eine Folge der „Nickel- Verordnung"?: Auswertung der Daten des IVDK der Jahre 1992-2001. Hautarzt 2003 54:626-632

Schnuch A, Uter W, Lessmann H,. Geier J (2012). Klinische Epidemiologie und Prävention der Kontaktallergien: Der Beitrag des Informationsverbundes Dermatologischer Kliniken (IVDK). Bundesgesundheitsbl 2012 55:329–337

Schram SE, Warshaw EM, Laumann A. Nickel hypersensitivity: a clinical review and call to action(2010). The international Society of Dematology 2010,49:115-125

Storrs FJ, Rosenthal LE, Adams RM, Clendenning W, Emrnett EA, Fisher AA, Larsen WG, Maibach HI, Rietschel RL, Schorr WF, Taylor JS (1989). Prevalence and relevance of allergic reactions in patients patch tested in North America 1984 to 1985.J Am AcadDermatol20(6):1038-45.

Sugai T, Takagi T, Yamamoto S, Takahashi Y (1979). Age distribution of the incidence of contact sensitivity to standard allergens. Contact Dermatitis 1979;5:383-8.

Thierse H-J, Luch A (2014). Die humane Nickelallergie – Vorkommen, Mechanismen, Produktsicherheit. Online verfügbar unter: http://www.umweltbundesamt.de/sites/default/files/medien/378/publikationen/humane_nickelallergie_87-95.pdf (letzter Aufruf: 22.06.2016)

Toholka R, Wang Y-S, Tate B, Tam M, Cahill J, Palmer A (2014). The first Australian Baseline Series: Recommendations for patch testing in suspected contact dermatitis. Australasian Journal of Dermatology (2015) 56:107–115

Weston WL, Weston J A, Kinoshita J, Kloepfer S, Carreon L, Toth S, Bullard D, Harper K, Martinez S (1986). Prevalence of positive epicutaneous tests among infants, children, and adolescent. Pediatrics 1986: 78: 1070–1074.

White J M L, Gilmour N J, Jeffries D, Duangdeeden I, Kullavanijaya P, Basketter DA, McFadden JP (2007). Incidence and prevalence of para-phenylenediamine allergy in an adult Thai population: a public health problem. Allergy 2007.

Xu M W, Yin F L, Xia F C, Yan P Z, Mei L Y. Patch testing with the European standard series in Shanghai. Contact Dermatitis 1994:30: 173–174.

Zug KA, Warshaw EM, Fowler JF Jr., Maibach HI, Belsito BL, Pratt MD, Sasseville D, Storrs FJ, Taylor FS, Mathias SG, Deleo VA, Rietschel RL, Marks J (2009). Patch-test results of the North American Contact Dermatitis Group 2005-2006. Dermatitis: Contact, Atopic, Occupational, Drug, Jg. 20: 3: 149

Häufige Fragen bei der Anwendung von implantierbaren Portkatheter-systemen

8. Häufige Fragen bei der Anwendung von implantierbaren Portkathetersystemen

Ist ein Heparin-Block sinnvoll?

Nein, das Blocken mit Heparinlösungen hat keinen Nutzen, kann aber Schäden verursachen (☞ Kapitel „Blocklösungen").

Kann ausnahmsweise eine normale Kanüle zur Punktion verwendet werden, wenn keine Portnadel zur Hand ist?

Ja! Bei lebensbedrohlichen Situationen, die keinen anderen Ausweg mehr möglich erscheinen lassen, ist es durchaus die Überlegung wert, ein Portsystem zu opfern. Solange die Nadel liegt, hat die Perforation der Membran noch keine Konsequenzen. Nach Entfernen einer solchen Kanüle besteht das Risiko einer Hämatombildung durch ein möglicherweise undichtes Portseptum. Diesem kann mit einem geeigneten Druckverband entgegengewirkt werden.

Danach dürfen auf keinen Fall mehr im unverdünnten Zustand aggressive Substanzen wie hochkalorische Ernährungslösung oder gar Chemotherapeutika über den Port verabreicht werden, weil durch mögliche Extravasation dieser Substanzen eine Schädigung des Gewebes bis hin zur Nekrose im Bereich der Portkammer auftreten kann. Der Port ist nach so einer Notfallanwendung zeitnah zu explantieren und ggf. zu erneuern.

In allen übrigen Situationen dürfen zur Portpunktion auf keinen Fall konventionelle Injektionskanülen verwendet werden, ganz gleich welchen Nadeldurchmessers.

Darf Sondenkost über ein Portsystem verabreicht werden?

Nein! (die Frage wirkt konstruiert, beruht aber auf Praxiserfahrungen).

Direkt in den Blutkreislauf dürfen nur entsprechend aufgeschlossene, zur intravenösen Ernährung geeignete Nährstofflösungen infundiert werden. Tee, zermörserte Tabletten und enterale Sondenkost sind lebensgefährlich.

He, Sie haben ja einen Port! Dann kann ich Sie ja darüber bestimmt ernähren?

Neben intravenösen Ports existieren auch intrathekale, peritoneale und intraarterielle Portsysteme. Die Lage der Portkammer hat dabei keine Aussagekraft. In jedem Fall muss die Lage und Art eines Portsystems vor Infusion geklärt werden.

Kann ich mit einen Portsystem fliegen?

Ja, Sie benötigen allerdings eine ärztliche Bescheinigung für die Sicherheitskontrolle.

Muss mein Portsystem „heraus", wenn ich länger keine Infusion bekomme?

Nein. In einigen Fällen wird im Rahmen der Nachbehandlung und Nachsorge eine erneute Therapie erforderlich. Das Portsystem kann über Jahre ungenutzt funktionsfähig bleiben.

Muss mein Portsystem gespült werden, wenn ich gerade keine Infusionen bekomme?

Diese Frage ist noch nicht wissenschaftlich abgeklärt. Zunächst wurden Abstände von 4 Wochen zwischen den Spülungen empfohlen. Heute gibt es schon Empfehlungen zwischen 3 und 6 Monaten, allerdings ebenfalls ohne empirische Belege.

Darf ich Sport treiben?

Ja, es sollte allerdings mit dem Implanteur je nach Lage des Portsystems eine Risikoabwägung getroffen werden. Generell empfehlen sich eher Ausdauersportarten ohne kraftvolle Bewegungen im Portbereich.

Darf ich schwimmen?

Ja, wenn die Portnadel gezogen ist und die Punktionsstelle mit Fibrin verklebt ist (ca. 3 Stunden nach Ziehen der Nadel). Ansonsten gelten die gleichen Einschränkungen wie bei anderen Sportarten.

Ist eine Infusionspumpe unbedingt erforderlich?

Natürlich kann auch über Schwerkraft parenteral substituiert werden. Es empfiehlt sich allerdings eine ständige Beobachtung (auch nachts), die Anpassung der Infusionshöhe je nach Körperlage (immer 70 cm über Herzniveau). Die Abweichungen bei der Infusionsgeschwindigkeit liegen allerdings, bedingt durch die lange Infusionszeit und notwendiger Bewegungen des Patienten über 90 %. Die augenscheinliche Kostenreduktion durch das Einsparen der Pumpen und Pumpensysteme wird leider durch das Gefährden des Therapieerfolges in Frage gestellt. Eine Therapie mit Infusionspumpe vermeidet Komplikationen, erspart so Krankenhausaufenthalte, sorgt für eine wirksame Substitution und macht in vielen Fällen eine ambulante Infusionstherapie ohne Rund-um-die-Uhr-Betreuung erst möglich.

Darf jeder mein Portsystem anders behandeln?

Nein. Die Einhaltung von Hygienemaßnahmen ist zum Schutz vor Infektionen extrem wichtig. Es ist das Recht des Patienten, bei Ärzten und medizinischem Personal nachzufragen, wenn auf Mundschutz, Handschuhe oder Desinfektionsmaßnahmen verzichtet wird. Viele Patienten entwickeln schnell ein Gespür, wo sie adäquat versorgt werden.

Index

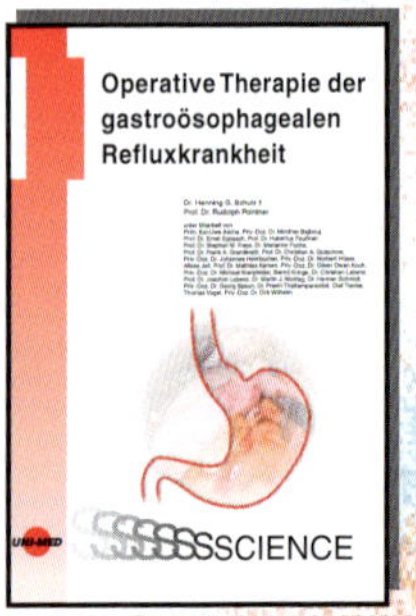

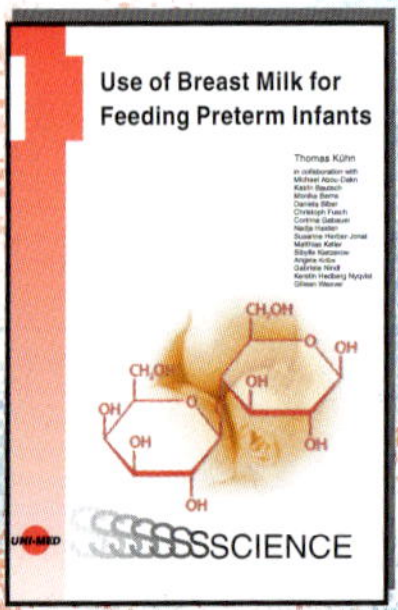

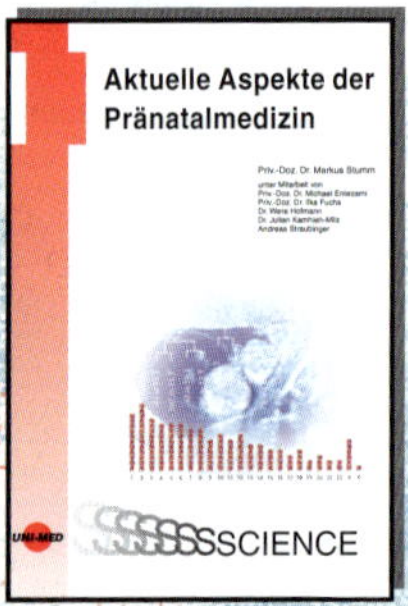

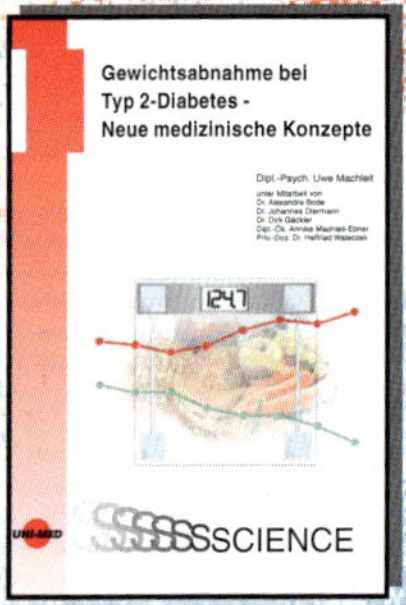

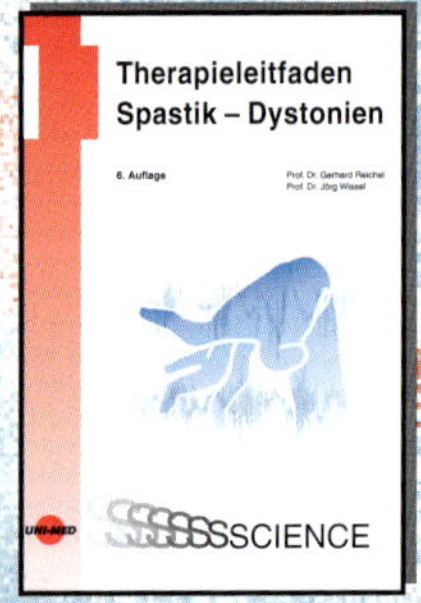

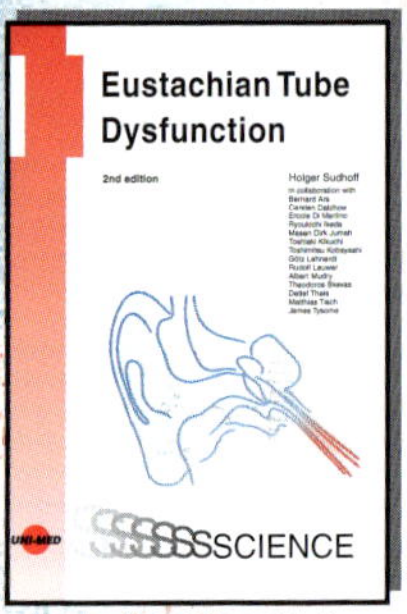

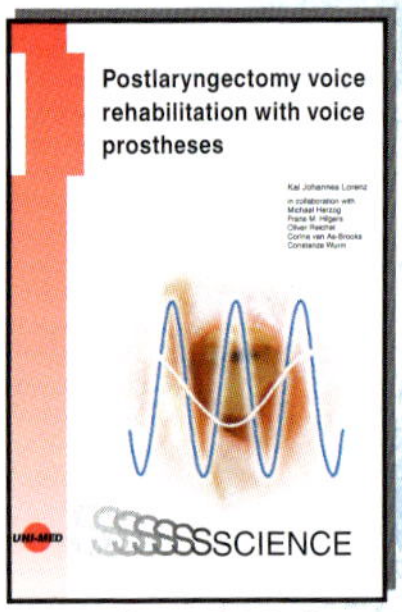

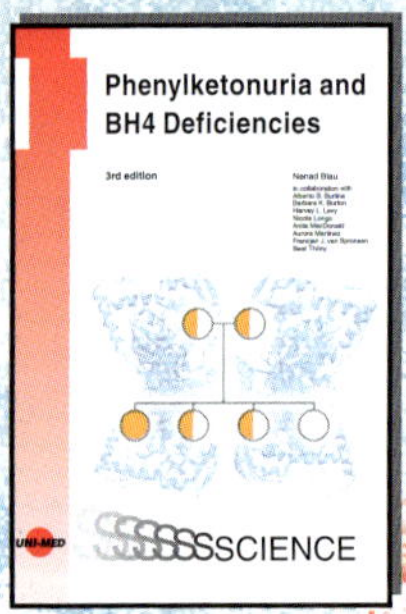

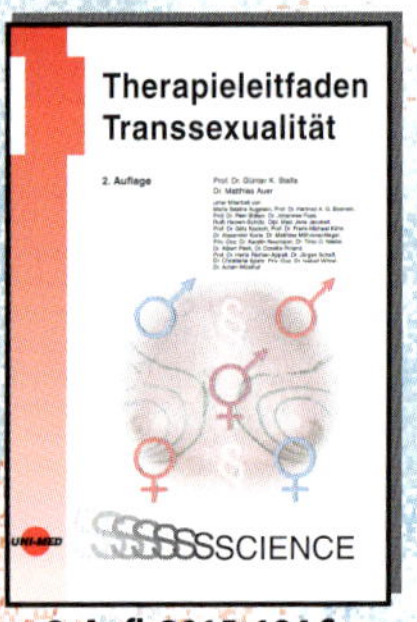

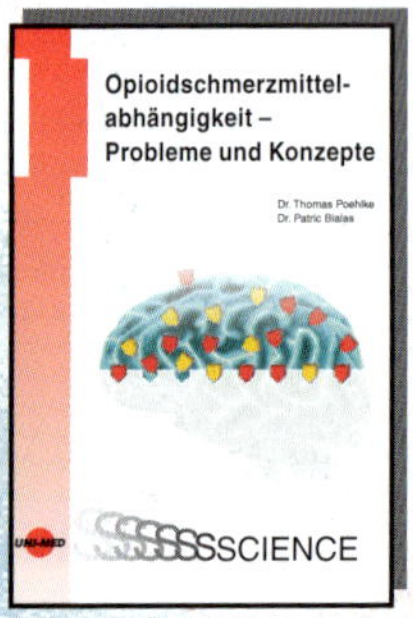

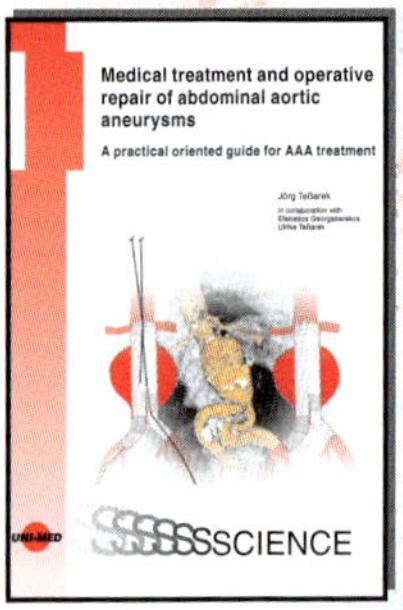

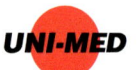